DE LA

PÉRITONITE IDIOPATHIQUE AIGUË

DES ENFANTS

DE SA TERMINAISON

PAR SUPPURATION ET PAR ÉVACUATION DU PUS

A TRAVERS L'OMBILIC

PAR

A.-Eugène GAUDERON,
Docteur en médecine de la Faculté de Paris,
Interne en médecine et en chirurgie des hôpitaux de Paris,
Membre de la Société anatomique.

PARIS
V. ADRIEN DELAHAYE et Cie, LIBRAIRES-ÉDITEURS
PLACE DE L'ÉCOLE-DE-MEDECINE

1876

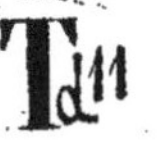

DE LA

PÉRITONITE IDIOPATHIQUE AIGUE

DES ENFANTS

DE SA TERMINAISON PAR SUPPURATION ET PAR ÉVACUATION
DU PUS A TRAVERS L'OMBILIC.

DE LA

PÉRITONITE IDIOPATHIQUE AIGUË

DES ENFANTS

DE SA TERMINAISON

PAR SUPPURATION ET PAR ÉVACUATION DU PUS

A TRAVERS L'OMBILIC

PAR

A.-EUGÈNE GAUDERON,
Docteur en médecine de la Faculté de Paris,
Interne en médecine et en chirurgie des hôpitaux de Paris,
Membre de la Société anatomique.

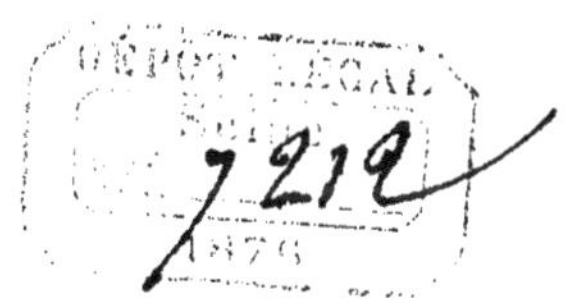

PARIS
V. ADRIEN DELAHAYE ET Cie, LIBRAIRES-ÉDITEURS
PLACE DE L'ÉCOLE-DE-MÉDECINE

1876

DE LA

PÉRITONITE IDIOPATHIQUE AIGUË

DES ENFANTS

DE SA TERMINAISON PAR SUPPURATION ET PAR ÉVACUATION DU PUS A TRAVERS L'OMBILIC.

INTRODUCTION.

Depuis une trentaine d'années, on a étudié avec beaucoup de soin la péritonite et recherché les variétés qu'elle présente suivant l'âge, le sexe, les conditions au milieu desquelles elle se développe. La péritonite dans le jeune âge a eu sa large part dans ces recherches ; en 1838, Simpson étudiait la péritonite du fœtus et publiait sur ce sujet un mémoire inséré dans les *Archives de Médecine* et basé sur 24 observations ; en 1846, Thore publiait dans le même recueil un article fort intéressant sur le péritonite de nouveau-nés et démontrait que, dans la moitié des cas environ, cette maladie reconnaît pour cause la phlébite de la veine ombilicale ; mais déjà, avant cet auteur, Trousseau avait fait connaître ce que l'érysipèle a de spécial chez les jeunes enfants et la gravité qu'il présente à cet âge ; en 1856, Lorain cherchait à établir, dans sa thèse inaugurale, que la péritonite de nouveau-nés, reconnaissait pour cause la fièvre puerpérale, considérée par lui comme une espèce morbide distincte.

Chez les enfants de 2 à 15 ans, la péritonite a été étudiée par Romberg (Caspers Heilkunde 1833), par Rilliet et Barthez

(Traité des maladies des enfants, 2e édition), par West (Traité des maladies des enfants, traduction de M. Archambault).

Tous ces auteurs ont décrit chez les enfants les différentes variétés de péritonite, admises chez les adultes ; la péritonite par perforation avec épanchement de liquides anormaux dans le péritoine (fièvre typhoïde, dysentérie, ulcération du cæcum ou de son appendice) ; la péritonite par extension de l'inflammation d'un organe de l'abdomen; la péritonite tuberculeuse. Mais nous trouvons à peine mentionnée, dans les auteurs classiques, une variété de péritonite que l'on peut appeler la péritonite idiopathique ou essentielle des enfants. Il est facile d'expliquer cette omission ; la péritonite idiopathique aiguë, indépendante de toute espèce de perforation, de tout épanchement d'un liquide dans la cavité péritonéale, est rare dans l'âge adulte ; cependant elle existe; on en trouve des exemples dans la clinique d'Andral; dans leur traité de pathologie, MM. Hardy et Béhier énumèrent un certain nombre d'observations authentiques de cette affection. Chez l'enfant de 2 à 15 ans, la péritonite idiopathique aiguë est rare aussi, mais elle existe et nous n'en voulons pour exemple que les cinq observations du mémoire de Duparcque sur la péritonite essentielle des jeunes filles (Archives d'obstétrique et des maladies des femmes et des enfants, 1842) ; les observations se sont multipliées depuis ce premier travail sur ce sujet; j'ai pensé qu'il n'était pas sans intérêt d'enregistrer tous les faits authentiques qui peuvent prouver l'existence de la péritonite aiguë essentielle ou idiopathique pendant l'enfance ; de là, une première raison de ce travail.

Pendant mon année d'internat à l'hôpital Sainte-Eugénie, un fait bien curieux se présenta à mon observation ; une petite fille de 4 ans, qui avait présenté quelques jours auparavant les symptômes bien nets d'une péritonite aiguë, entra à l'hôpital avec une tumeur de l'ombilic, qui avait été prise pour une hernie ombilicale et sur laquelle on avait appliqué un bandage très-simple ; placée d'abord dans un service de chirurgie, elle fut transportée le jour même dans le service de médecine de mon excellent maître, le Dr Triboulet ; le lendemain de son entrée dans nos salles, on lui enleva son bandage herniaire, et aussitôt il s'écoula par la cicatrice ombilicale une quantité énorme de pus, environ un litre et demi. Quelques semaines après l'enfant sortait complètement guérie.

En présence d'un fait aussi insolite, le diagnostic fut naturellement quelque peu incertain, on pensa cependant à une péritonite circonscrite suppurée. Quelques mois après que j'avais eu l'occasion de recueillir ce fait, le Dr Baizeau publiait deux observations de péritonite suppurée avec issue du pus par l'ombilic (Archives de médecine 1875). Dès lors je fis des recherches dans les traités des maladies des enfants, et dans les recueils spéciaux ; je pus ainsi réunir un certain nombre d'observations de ces péritonites suppurées avec issue du pus par l'ombilic ; quelques-uns de ces cas se sont terminés par une guérison complète.

La guérison obtenue dans une maladie aussi grave que la péritonite suppurée était faite pour étonner les médecins qui en étaient les témoins ; quelques-uns renonçaient à leur diagnostic primitif basé pourtant sur l'observation des symptômes caractéristiques de la péritonite et mettaient sur le compte d'abcès des parois abdominales ou d'abcès sous-péritonéal, cette heureuse terminaison, qu'ils ne pouvaient pas accepter dans l'hypothèse d'une péritonite suppurée ; c'est ainsi que nous verrons MM. Bricheteau et Marjolin renoncer au diagnostic de péritonite qu'ils avaient porté pendant tout le cours de la maladie et y renoncer dès qu'ils avaient vu la collection purulente abdominale s'ouvrir par l'ombilic et cette évacuation être suivie d'une guérison complète après quelques semaines ; nous rapportons ce fait dans notre thèse.

Quand, au contraire, il est arrivé à un médecin de communiquer à une société savante un exemple d'un de ces faits insolites, il s'est aussitôt élevé des voix nombreuses pour repousser le diagnostic de péritonite, pour demander si on n'avait pas fait erreur et pris pour une péritonite un phlegmon sous-péritonéal.

C'est ce qui arriva au Dr Aldis, quand il rapporta à la Société médico-chirurgicale de Londres un cas de péritonite suppurée, dans lequel l'évacuation du pus avait eu lieu par une perforation spontanée au voisinage de l'ombilic ; et cependant dans ce cas, le diagnostic paraissait solidement établi, puisque six collègues du Dr Aldis avaient confirmé son diagnostic de péritonite.

Pour moi, après l'examen de l'observation que j'ai recueillie à l'hôpital Sainte-Eugénie, après la lecture attentive des faits semblables que j'ai pu trouver dans les journaux français et étrangers, après la comparaison que j'ai pu faire entre la péritonite et le phlegmon sous-péritonéal, j'ai la ferme conviction que, la péritonite idiopathique de l'enfance peut se terminer par suppuration, et que le pus peut être évacué à travers les parois abdominales perforées, et surtout à travers la cicatrice ombilicale distendue préalablement en forme de hernie; même dans ces cas très-graves, la guérison peut avoir lieu.

C'est cette conviction qui m'a dicté ce travail, et non la prétention d'ajouter un chapitre nouveau à la nosologie de l'enfance; j'ai voulu seulement montrer par des exemples que, même dans les cas de péritonites suppurées, le médecin ne doit se laisser aller ni au désespoir, ni à l'inaction thérapeutique, parce que chez l'enfant, la résistance aux causes de destruction et de mort est considérable et que la nature a, dans cet âge, des ressources infinies de guérison.

Connaissant la possibilité d'une guérison dans ces cas en apparence désespérés, sachant d'un autre côté que la perforation des parois abdominales se fait le plus souvent à l'ombilic, le médecin pourra ne plus confondre une tumeur ombilicale purulente avec une hernie intestinale, il favorisera l'ouverture à l'ombilic de la collection purulente intra-péritonéale, et pourra même hâter le moment de l'évacuation du pus.

Ce travail comprendra deux parties :

Dans la première, j'étudierai la péritonite idiopathique aiguë d'une manière générale, ses symptômes, ses causes, sa marche, ses terminaisons; une série de onze observations, dont plusieurs sont suivies d'autopsies, servira à établir l'existence réelle de la péritonite idiopathique aiguë.

Je n'ai pas consacré à l'anatomie pathologique un chapitre spécial, parce que la péritonite, qu'elle soit idiopathique ou non, présente toujours sensiblement les mêmes lésions.

Dans la deuxième partie de ce travail, j'étudierai dans ses détails une terminaison particulière et bien curieuse de la péritonite idiopathique aiguë, la terminaison par suppuration, suivie de l'évacuation du pus à travers la cicatrice ombilicale.

Le titre que j'ai donné à cette thèse explique pourquoi il n'y sera question, ni de la péritonite consécutive à l'inflammation du cæcum ou de son appendice, ni de la péritonite tuberculeuse ; ces questions ont été étudiées avec beaucoup de soin et sont bien connues.

PREMIÈRE PARTIE

HISTORIQUE.

Chez les adultes, la péritonite spontanée, celle qui naît sans qu'aucune lésion viscérale l'ait précédée ou produite est, disent les auteurs du Compendium, assez rare : cependant son existence est incontestable et basée sur un assez grand nombre d'observations authentiques.

Telle est aussi l'opinion de MM. Hardy et Béhier qui citent, dans leur Traité de pathologie interne, un assez grand nombre d'observations de péritonites essentielles de l'adulte.

Chomel, Grisolle n'admettaient pas l'existence de la péritonite essentielle. Valleix pense (Guide du médecin praticien, t. IV, p. 322) que, « jusqu'à ce qu'elle soit établie sur des observations très-complètes, très-détaillées, la péritonite simple, primitive, spontanée doit être regardée comme étant excessivement rare. »

Le même auteur dit (*loco citato*, p. 320) qu'il n'y a point lieu de faire une espèce à part, sous le nom de péritonite infantile : « Nous voyons, dit-il, que les enfants ne présentent que très-rarement la péritonite simple, spontanée et que même il n'est pas parfaitement démontré que cette maladie se soit développée chez eux, uniquement sous l'influence de causes non traumatiques ou de l'extension de l'inflammation, etc.

Le premier auteur qui ait appelé l'attention des médecins sur la péritonite essentielle des enfants, c'est Duparcque ; en 1827, cet auteur avait eu l'occasion d'observer deux cas de péritonite essentielle chez des femmes en dehors de la parturition ; (Nouvelle bibliothèque médicale 1827, p. 16 et 150) ; en 1842 il publiait un mémoire sur la péritonite essentielle des jeunes filles (Annales d'obstétrique, et des maladies des femmes et des enfants, 1842.)

Il citait, à l'appui de ces idées sur ce sujet, une série de cinq cas de péritonite essentielle chez des jeunes filles de 5 à 12 ans ; dans trois de ces cas, la mort survint comme terminaison, et l'autopsie confirma la réalité du diagnostic de péritonite essentielle ; dans deux de ces cas, la maladie était terminée par suppuration et on trouva dans le péritoine une assez grande quantité de pus.

Le titre donné par Duparcque à son mémoire indique suffisamment qu'il avait regardé le sexe des enfants comme une des conditions de développement de la péritonite essentielle ; mais plus tard, il observa un cas de péritonite essentielle chez un jeune garçon de 9 ans. Et il dut admettre, dès lors, que la péritonite essentielle n'était pas une maladie particulière aux petites filles, mais beaucoup plus commune chez elles.

A cette époque (1857) Duparcque avait eu occasion d'observer 9 cas de la maladie qu'il avait décrite : 5 fois elle s'était terminée par la guérison, 4 fois par la mort, 3 fois il avait pu, par l'autopsie, vérifier le diagnostic.

Le mémoire de Duparcque et les observations qu'il rapportait éveillèrent l'attention des médecins qui exerçaient dans les hôpitaux d'enfants ; dans la seconde édition de leur Traité des maladies des enfants (1861), Rilliet et Barthez firent la description de la péritonite des enfants, d'après douze observations qu'ils avaient recueillies et dont quatre étaient des cas de péritonite primitive ; ceci montre que la péritonite primitive est assez fréquente comparativement à la péritonite secondaire. Ces auteurs citent même dans leur monographie, deux cas de péritonites suppurées et terminées par évacuation du pus à travers la paroi abdominale.

Dans la seconde édition de son traité des maladies de l'enfance (1861), Barrier dit qu'il a eu 6 fois l'occasion d'observer la péritonite idiopathique chez des enfants de 1 à 15 ans ; quatre fois la maladie se termina par la mort, et il y eut vérification du diagnostic par l'autopsie (t. II, p. 181).

En 1862, le professeur Albers (de Bonn) publiait dans le

Deustche Klinik un mémoire sur la péritonite circonscrite idiopathique ; ce mémoire renferme deux observations personnelles à l'auteur ; nous les avons traduites et rapportées.

West, dont le Traité a été traduit dernièrement par M. Archambault, signale l'existence de la péritonite idiopathique, il en a observé quatre cas dans sa pratique ; il dit même très-nettement que ces péritonites peuvent suppurer et guérir après évacuation du pus à travers les parois abdominales perforées spontanément.

Dans ces dernières années, plusieurs observations de péritonite idiopathique chez les enfants ont été publiées dans les recueils et journaux de médecine.

En 1874, M. Baizeau a publié dans les Archives générales de médecine deux observations de péritonites suppurées, ouvertes à l'ombilic et guérie.

Ce sont surtout les cas semblables à ces deux derniers que nous avons recueillis avec soin ; nous avons tenté de les grouper et de les opposer aux phlegmons sous-péritonéaux connus depuis longtemps et étudiés par M. Bernutz (Archives générales de médecine 1850), et admis comme étant la seule cause de ces suppurations abondantes avec perforation des parois abdominales ; nous essaierons de démontrer qu'il n'y a pas de confusion à établir entre les phlegmons sous-péritonéaux et les péritonites suppurées de l'enfance.

ETIOLOGIE.

On connaît peu les causes de la péritonite essentielle ou idiopathique des enfants ; il en est cependant quelques-unes dont l'action est incontestable; nous en signalerons deux surtout parmi les causes prédisposantes.

1° L'âge ; c'est de 5 à 12 ans qu'on observe le plus communément cette maladie ; Duparcque avait déjà noté ce fait ; il est à remarquer que c'est à cette période de la vie que l'enfant abandonné à lui même, se livre aux jeux les plus bruyants, les plus actifs, aux mouvements les plus immodérés ; c'est aussi à cet âge qu'il commet les plus graves infractions aux lois hygiéniques.

2° Le sexe féminin; dans un premier mémoire Duparcque avait pénsé que cette maladie était spéciale aux petites filles; plus tard, il revint sur cette opinion, quand il eut observé deux cas de péritonite essentielle chez des petits garçons.

Dans cette thèse, je cite 25 observations de péritonite idiopathique, et sur ce nombre 15 cas appartiennent à des petites filles et 10 cas seulement à de jeunes garçons; cette statistique montre que la péritonite idiopathique est plus commune chez les enfants du sexe féminin.

Dans presque toutes les observations, il est mentionné que les enfants jouissaient d'une bonne santé au moment de l'invasion de la péritonite; leur constitution était bonne et les auteurs ne parlent pas de vice scrofuleux chez ces enfants.

Il est intéressant de noter les conditions dans lesquelles vivaient les enfants qui font le sujet de nos observations; on pourra ainsi se faire une idée du genre de causes auxquelles les enfants doivent leur péritonite.

La plupart de ces enfants vivaient dans des colléges ou des pensions, et séjournaient dans des salles de classe renfermant beaucoup d'enfants; au sortir de ces classes, ces enfants se livrent à leurs récréations.

Or, on sait avec quelle ardeur, avec quelle fougue, les enfants prennent part aux jeux, combien leurs exercices, leurs mouvements sont immodérés; ce n'est souvent qu'après qu'ils sont trempés de sueurs, qu'ils se retirent dans un coin d'une cour souvent humide et froide, pour reprendre haleine.

Survienne alors un abaissement de température ou un courant d'air froid, ces enfants sont alors dans les meilleurs conditions pour contracter une maladie *à frigore* ; ces conditions sont la suppression de la sueur, le refroidissement, le défaut de résistance au froid extérieur, et on sait combien peu les enfants réagissent contre le froid.

Ajoutons à ces causes déjà nombreuses deux autres causes signalées par Legrand, dans sa thèse sur la péritonite spontanée (thèse ; Paris, 1847), c'est l'usage des boissons froides, glacées, et le décubitus à plat ventre sur la terre humide.

Chez l'adulte ces causes donnent surtout naissance à des inflammations de la plèvre; chez les enfants causeraient-elles plus facilement la péritonite, parce que le péritoine des enfants est moins bien protégé contre le froid extérieur ?

Quoi qu'il en soit, le refroidissement paraît être une des causes occasionnelles les plus puissantes ; puisque Duparcque avait constaté que six cas de péritonite sur neuf qu'il avait observés, étaient dus à l'action du froid.

En résumé donc, la péritonite idiopathique, plus commune chez les filles que chez les garçons, se rencontre le plus souvent de 5 à 12 ans, et reconnaît le plus fréquemment comme cause un refroidissement.

SYMPTOMES.

Pour MM. Rilliet et Barthez, la péritonite observée chez les enfants n'a jamais été latente; c'est qu'ils parlent surtout de cas de péritonite secondaire, survenant par conséquent au cours de maladies pendant lesquelles on peut, jusqu'à un certain point, prévoir l'explosion d'une péritonite; je veux parler ici des péritonites par perforation et même par propagation, observées dans le cours de fièvre typhoïde, de dysentérie, d'affections ulcéreuses ou inflammatoires du cæcum ou de son appendice. Il n'en est pas de même de la péritonite idiopathique, qui surprend généralement les enfants au milieu de la plus belle santé; elle n'a pas le début brusque de ces espèces de péritonite; d'un autre côté, on pourra quelquefois laisser passer inaperçue la péritonite, parce que ses symptômes auront été masqués par des symptômes cérébraux graves, survenus en vertu de la sympathie qui existe, chez des enfants surtout, entre les organes abdominaux et l'encéphale.

Cependant, malgré ces causes nombreuses d'erreurs, qui pourront tenir le médecin à côté du diagnostic, la péritonite idiopathique sera reconnue par les symptômes suivants : nous allons les analyser d'abord, pour en présenter ensuite la synthèse dans un tableau de la péritonite idiopathique.

Un des symptômes constants de la péritonite chez les enfants, c'est la douleur abdominale; très-vive et d'abord limitée dans un des flancs dans l'hypogastre ou autour de l'ombilic, cette douleur ne tarde pas à se répandre dans tout l'abdomen; cette douleur condamne le petit malade à l'immobilité absolue; il ne peut absolument rien supporter sur l'abdomen : le poids des couvertures, le poids d'un cataplasme lui est intolérable : c'est pour éviter la douleur qu'on voit le petit malade donner à ses muscles abdominaux le plus de relâchement possible; il se tient immobile dans son lit, dans le décubitus dorsal, les cuisses fléchies sur le ventre et les jambes fléchies sur les cuisses; cette position, instinctivement prise par l'enfant, avait été remarquée par Duparcque dans presque toutes ses observations, et il conseillait de la faciliter en plaçant des coussins sous les jarrets de l'enfant malades.

C'est non-seulement la paroi abdominale antérieure qui est immobile et relâchée, mais encore la paroi abdominale supérieure, le diaphragme; instinctivement, et pour empêcher la compression douloureuse des viscères abdominaux par le diaphragme pendant l'inspiration, le malade relâche ce muscle inspirateur, et on peut dès lors observer que la respiration est aussi superficielle que possible et a un type purement thoracique.

Voilà pour la douleur abdominale spontanée; la moindre

palpation, la moindre pression exercée sur le ventre suffit pour causer des douleurs assez vives pour arracher des cris. Ces douleurs, que le malade cherche à éviter par tous les moyens, sont ravivées encore et même exagérées par les efforts de vomissements.

La douleur abdominale dure quelquefois tout le temps de la maladie, surtout dans les cas qui doivent se terminer par la guérison.

La maladie se termine-t-elle par suppuration et évacuation du pus à travers l'ombilic, la douleur, qui avait été très-vive au début, s'est calmée pendant quelques jours sous l'influence du traitement, pour se raviver ensuite quand arrive la suppuration et quand va se faire l'ouverture spontanée de la collection purulente péritonéale.

Quand la mort vient terminer la péritonite idiopathique suppurée ou non, il n'est pas rare d'observer, pendant les heures qui précèdent la mort, la diminution ou même la disparition de la douleur; l'aggravation des autres symptômes empêchera le médecin de se laisser tromper par cette amélioration apparente.

Un second symptôme très-important de la péritonite, ce sont les vomissements : chez les adultes, ce symptôme est fréquent, presque constant même; Rilliet et Barthez pensent que les vomissements ont été plus rares chez les enfants qu'ils ont observés à l'hôpital; mais ils les ont observés chez tous les enfants atteints de péritonite, dans leur clientèle de ville : « Cette différence entre les résultats de la ville et ceux de l'hôpital tient peut-être, disent ces auteurs, à ce que nous avions vu surtout des péritonites locales ou secondaires. » Je pense que telle est, en effet, la véritable cause de la différence signalée par Rilliet et Barthez ; en effet, sur vingt-cinq cas de péritonite idiopathique dont je rapporte l'observation, deux fois seulement il n'est pas fait mention des vomissements (obs. 12 et 13); encore, dans ces observations, s'agissait-il de cas de péritonite circonscrite.

Les vomissements sont donc un symptôme à peu près constant de la péritonite idiopathique; généralement, ils marquent l'invasion de la maladie; ils sont bilieux le plus souvent, quelquefois muqueux, et souvent provoqués par la moindre cause, par exemple par l'ingestion d'une gorgée de tisane.

Le plus souvent ils sont précédés et accompagnés de nausées, et sont assez fréquemment suivis d'éructations très-fatigantes pour l'enfant.

Dans un certain nombre d'observations, il est noté que les vomissements sont incessants.

Comme pour la douleur abdominale, on observe, surtout dans les cas de péritonite idiopathique suppurée, que ces vomissements, d'abord fréquents au début, se calment puis reparaissent et deviennent de nouveau très-fréquents au moment de la suppuration (Obs. 18, 20, 22); il n'en est plus question dans la plupart des cas, dès que le pus a été évacué à travers l'ombilic.

Rilliet et Barthez notent, dans leur Traité, que la constipation a manqué dans la plupart des cas de péritonite qu'ils ont observés; cela tient probablement aux mêmes raisons pour lesquelles ils avaient trouvé les vomissements moins fréquemment, chez les enfants que chez les adultes; ils ont, en effet, observé en majorité des cas de péritonite secondaire.

Dans son Mémoire sur la péritonite essentielle, Duparcqué note la constipation dans tous les cas; pour mon compte, j'ai rencontré ce symptôme signalé dans le plus grand nombre des observations que je rapporte; dans trois cas seulement la diarrhée est notée : dans le premier de ces cas, le début de la maladie fut signalé par des symptômes qui firent penser à une dysentérie (Obs. 18); dans un autre cas, la maladie débuta par des symptômes qui en imposèrent au médecin pour une cholérine (Obs. 22); dans un troisième cas, la diarrhée survint au moment de la suppuration, en même temps que d'autres symptômes, qui pouvaient annoncer cette terminaison (Obs. 18). J'ai bien signalé une autre observation dans laquelle de la diarrhée fut observée, mais elle avait été provoquée par l'administration du calomel. De tout ce qui précède, il résulte donc que dans la plupart des cas de péritonite idiopathique, on observe la constipation

Si le médecin, guidé par les symptômes précédents qu'il a pu apprendre de la bouche des parents, si le médecin, dis-je, pratique l'examen du ventre, il peut d'abord constater qu'il est le siége de vives douleurs provoquées par la moindre pression, qu'il est quelquefois beaucoup plus chaud que dans l'état normal, et aussi beaucoup plus chaud que les autres parties du corps (Duparcque). En outre, et c'est là un fait qui frappe beaucoup les parents, l'abdomen augmente de volume dès le premier jour de la maladie; signalons en passant la différence considérable qu'il y a entre la péritonite, dans laquelle on observe le ballonnement du ventre, et le phlegmon des parois abdominales, dans lequel le ventre présente de la rétraction, de la dépression de ses parois.

En même temps que le ballonnement, on observe de la tension de l'abdomen : il est rénitent, difficile à déprimer et présente une sonorité exagérée.

Le ballonnement, la tension douloureuse, le météorisme diminuent progressivement quand la maladie va se terminant par résolution; en même temps la douleur diminue, le pouls se relève et le facies reprend une meilleure expression.

Dans le cas de terminaison par suppuration, le ventre conserve son ballonnement, mais la matité apparaît dans les parties déclives, et dans ces mêmes endroits on peut découvrir de la fluctuation; mais pour cette recherche, il faut mettre l'enfant dans une certaine position que décrit très-bien Duparcque dans les lignes suivantes (*loco citato*, p. 309) :

« Tant que le malade reste couché en supination, ce signe (la fluctuation) manque, parce que le liquide, tombé dans les parties les plus déclives des lombes du bassin ou disséminé entre les circonvolutions intestinales fortement développées par les gaz, n'est pas en contact avec les parois abdominales et qu'il se trouve ainsi en dehors de la portée des moyens d'observation. Si l'on place le malade sur le côté pendant quelques instants, tout le liquide vient se ramener vers le flanc sur lequel le malade est couché et que représente alors la partie la plus déclive. Replacez alors le malade sur le dos et explorez aussitôt ce côté de l'abdomen, vous y trouverez de la matité et de la fluctuation manifeste là où ces signes n'existaient pas auparavant et qui s'effaceront bientôt par les mêmes motifs (Duparcque, *loco citato*, p. 309). »

Le procédé d'exploration a permis à Duparcque de diagnostiquer sur le vivant un épanchement intra-péritonéal survenu pendant le cours d'une péritonite idiopathique chez un enfant; à l'autopsie pratiquée trois jours après cet examen, il put constater que la quantité de liquide épanchée était d'un litre et demi environ.

Cette fluctuation est la plupart du temps facile à sentir dans le cas de péritonite purulente avec épanchement considérable; elle est signalée très-explicitement dans les observations 18, 19, 20, 21, 22, 23; dans l'observation 18, le médecin crut à l'existence d'une ascite et proposa aux parents la ponction de cette ascite; il ne nous a pas été permis de la chercher dans l'observation personnelle que nous citons. Le Dr Vetu l'eût trouvée certainement, s'il eût eu l'idée de la chercher dans le fait qu'il observa (Ob. 17).

Dans les cas où la péritonite idiopathique doit se terminer par la mort, le ballonnement du ventre ne fait qu'aller en augmentant, en même temps que les symptômes généraux et locaux s'aggravent.

Poursuivons l'examen des fonctions digestives, et disons un mot de l'état de la langue. Ce n'est pas du péritoine, mais de l'estomac qu'on a pu dire que la langue était le miroir; aussi peut elle rester humide et nette pendant toute la durée de la maladie; elle peut bien prendre la coloration des matières vomies, mais elle n'a quelque signification que dans le cas d'imminence d'une terminaison fatale; à ce moment, elle devient noirâtre, comme grillée; en même temps les lèvres et les gencives deviennent fuligineuses. Pendant toute la durée de la péritonite idiopathique, l'appétit est perdu et la soif très-vive tourmente les malades; à ce propos, nous devons signaler des cas très-pénibles où les malades sont soumis à un véritable supplice de Tantale; dévorés par la soif, ils veulent prendre quelque boisson pour l'étancher; mais à peine est-elle ingérée que l'estomac la rejette dans des efforts de vomissement, et c'est ainsi que se trouvent augmentées la soif et la douleur.

Dans certaines observations je trouve signalée de la dysurie, de la cuisson pendant la miction; dans un cas même il y eut de l'incontinence d'urine, et Duparcque fut obligé de pratiquer à deux reprises le cathétérisme pour évacuer l'urine (Obs. 2).

Après avoir étudié dans leurs détails les symptômes locaux de la péritonite idiopathique, il me reste à dire quelques mots des symptômes généraux dont cette maladie s'accompagne.

Et d'abord, il y a dans le facies de l'enfant atteint de péritonite quelque chose de caractéristique; l'ensemble de la physionomie exprime la souffrance, l'anxiété; la face est pâle, souvent grippée, les traits sont effilés, le nez amaigri, les yeux enfoncés dans l'orbite; on ne rencontre guère cet aspect de la face que dans les cas de péritonite, aussi peut-il servir au diagnostic entre la péritonite et les phlegmons des parois abdominales.

La fièvre, généralement intense au début, est quelquefois précédée de frissons répétés; dans la péritonite, les frissons peuvent se renouveler à deux périodes différentes; tout à fait au début, ils annoncent l'invasion de la péritonite; quelquefois on les voit se reproduire quinze, vingt jours et même plus longtemps après le début; à ce moment ils annoncent généralement que la péritonite passe à la suppuration et sont accompagnés d'un redoublement de fièvre, de diarrhée, de vomissements; à ce moment aussi, on peut constater les signes d'un épanchement intra-péritonéal.

A côté des symptômes généraux, il existe quelquefois dans la péritonite des troubles cérébraux qu'explique la sympathie bien connue, chez les enfants, entre les organes digestifs et l'encéphale; dans plusieurs observations que je rapporte, il est dit que, la nuit surtout, les enfants tombaient dans l'assoupissement interrompu par des rêvasseries, par du subdelirium, ou bien qu'ils présentaient un délire violent avec une agitation considérable; supposons qu'en même temps la douleur abdominale arrache des plaintes, des cris répétés aux petits malades, et que des vomissements fréquents surviennent, cet ensemble de symptômes suffira pour détourner l'attention du médecin et faire dévier son diagnostic et son traitement; c'est ce qui arriva dans une observation citée par Duparcque et dans laquelle il fut reconnu à l'autopsie qu'on avait traité pour une fièvre cérébrale un enfant atteint de péritonite idiopathique, accompagnée de troubles cérébraux graves; nous retrouverons cette question à propos du diagnostic (Obs. 3).

Enfin, on trouve quelquefois avec la péritonite des symptômes appartenant à une complication, et ce sont le plus souvent des symptômes pleuraux ou pulmonaires.

COMPLICATIONS.

Les complications sont rares dans la péritonite idiopathique. Il en est une que Duparcque, Rilliet et Barthez n'ont pas signalée, et que je trouve pourtant quatre fois sur les 11 cas où la péritonite idiopathique se termina par suppuration.

Dans l'observation qui m'est personnelle, la malade présentait le jour de son entrée les signes d'une pleurésie de la base du poumon droit.

Dans une observation de Baizeau (obs. 20), cinq jours après

le début de la péritonite, on vit éclater les signes d'une pleurésie droite qui devint purulente et obligea de faire un empyème de nécessité.

Dans l'observation de Bricheteau (obs. 19) le dix-huitième jour de la maladie, on constata les signes d'une pleurésie de la base du poumon droit.

Enfin dans l'observation de West (obs. 23), il y avait coïncidence d'une péritonite et d'une pleurésie droite suppurée.

Cette complication d'une péritonite purulente par une pleurésie droite en général est-elle l'effet d'une simple coïncidence ou au contraire l'effet d'une propagation de l'inflammotion du péritoine à la plèvre. On sait combien sont rapprochées les deux séreuses péritonéale et pleurale : dans quelques endroits, et en particulier sur les côtés de l'apendice xyphoïde, ces deux séreuses ne sont séparées que par une légère couche du tissu cellulaire. Je pense qu'entre la péritonite et la pleurésie concomitante il y a une relation de de cause à effet, et je crois que la pleurésie purulente ou non, peut être attribuée à une propagation de l'inflammation du péritoine à la plèvre. Dans quelques cas l'épanchement pleural reste séreux, dans d'autres cas il devient purulent, et dans ce dernier cas même la guérison peut avoir lieu apres évacuation du pus de la plèvre et du péritoine. Je crois que la pleurésie purulente pourrait servir à établir rétrospectivement le diagnostic de péritonite purulente ouverte à l'ombilic et à convaincre les médecins qui seraient tentés de nier l'existence des péritonites suppurées et guéries par perforation des parois abdominales : en effet, on ne s'explique pas facilement la corrélation causale entre une pleurésie purulente et un abcès des parois abdominales; tandis que le voisinage, les rapports anatomiques de la plèvre et du péritoine expliquent parfaitement comment une inflammation suppurée de l'une de ces séreuses peut amener par propagation une inflammation suppurée de l'autre.

Observations de péritonite idiopathique aiguë généralisée.

Observation I.—Péritonite idiopathique généralisée chez un enfant. Mort le troisième jour. (Dr Althaus. *British medical Journal*, 20 mai 1870).

En février 1870 entrait à l'infirmerie, dans le service de M. Althaus, un petit garçon de 3 ans, présentant une paralysie infantile du membre inférieur gauche. La santé générale était et avait toujours été satisfaisante.

Le traitement consista en un régime tonique : l'administration de petites doses de phosphore deux fois par jour, l'application de courants continus sur la moelle et le membre malade. Cette médication donna d'excellents résultats : l'enfant allait de mieux en mieux et le membre reprenait visiblement ses forces.

Dans l'après-midi du 22 mars survint une perturbation atmosphérique subite, consistant surtout dans un abaissement soudain et considérable de la température. La matinée avait été très-chaude, avec un vent sud-ouest; vers deux heures de l'après-midi éclate un orage violent suivi d'un vent froid nord-est. On suppose que l'enfant se refroidit alors, bien qu'il n'eût rien changé à ses habitudes et ne fût pas sorti de la salle.

Le lendemain matin, après le déjeuner, le malade se plaignit de douleurs abdominales accompagnées de vomissements. Malgré l'acide cyanhydrique et le chloroforme, ces vomissements se répétèrent à de courts intervalles, sans qu'il fût possible au patient de rien garder dans l'estomac.

Le lendemain matin, état des plus alarmants : respiration rapide et haletante; anxiété; douleur vive de l'abdomen; pouls à 150. On administre le calomel, la poudre de Dower à la dose de 2 grains, une potion stimulante, de la glace à l'intérieur, des cataplasmes chauds sur le ventre. Malgré tout cela, le malade continua à vomir tout ce qu'il avalait, y compris les médicaments; il mourut dans la matinée du 25 mars.

Autopsie pratiquée douze heures après la mort par le Dr John Harley.

Distension considérable du thorax et de l'abdomen. A l'ouverture de la cavité abdominale, épiploon injecté et recouvert d'un pus jaune et épais dans toute l'étendue de la région épigastrique.

Signes de péritonite générale, consistant en une injection rosée de toute la surface péritonéale des intestins et des parois abdominales.

L'injection se prolonge jusqu'aux points d'insertion du mésocôlon et du grand épiploon.

Circonvolutions de l'intestin grêle légèrement agglutinées par une couche très-mince d'un exsudat de production récente; elles sont d'ailleurs modérément distendues. Dans leurs intervalles, on constat l'existence d'un liquide séro-purulent.

Pus jaune, épais dans le cul-de-sac recto-vésical et autour des cô-lons ascendant et descendant.

En haut, l'inflammation s'étend à la surface convexe du foie ; à ce niveau, on trouve une couche mince, demi-transparente, jaunâtre, constituée par un exsudat récent.

Estomac contenant environ 6 onces d'un liquide brun clair. Muqueuse saine.

Pas d'entérite, mais les glandes de Peyer, au voisinage de la valvule iléo-cæcale, sont saillantes et flasques, sans injection.

L'intestin est rempli de matières muqueuses.

Vésicule biliaire pleine de bile.

Vessie fortement rétractée et vide.

Obs. II. — Péritonite aiguë idiopathique. Traitement antiphlogistique énergique. Mercuriaux à l'intérieur et en onctions. Guérison. (3e observation du Mémoire de Duparcque, *loc. cit.*, p. 289.) Résumé.

Adéline B., 8 ans 1/2, bien développée et d'une belle carnation, ressent de vives douleurs dans le ventre, le 21 juin 1838. Inappétence, sommeil agité.

Le 22. Malaise général, inappétence, sentiment de froid. Le soir, frisson prolongé, nausées, vomissement d'une petite quantité de matières bilieuses et muqueuses. Alternatives de chaleur et de froid.

Le 23. Décubitus dorsal; face pâle et altérée, yeux abattus, peau sèche; température brûlante sur le ventre surtout; pouls vif, dur, résistant. P. 115 à 120; respiration purement thoracique. Douleur au moindre mouvement. Douleur vive dans la région sous-ombilicale, un peu à droite, exaspérée par la pression au point d'arracher des cris. Tout l'abdomen est tendu, dur, sensible; les muscles, mais surtout les grands droits, sont en état de contraction permanente. Constipation depuis le 21 juin.

Traitement : saignée de 12 onces, cataplasmes émollients, lavements émollients; coussins sous les jarrets.

Le soir, assoupissement interrompu par du subdélire. Nausées, vomissements chaque fois que le malade veut prendre une gorgée de liquide. P. 120, petit, serré, quoique les battements cardiaques fussent forts; même état du ventre.

6 sangsues à chaque région iliaque ; boisson acidulée.

Le 24. Nuit agitée. Même état de l'abdomen que la veille ; pouls concentré. P. 120 à 130.

12 sangsues à chaque flanc. Fomentation.

A sept heures du soir, malade affaissée, décolorée ; chaleur toujours élevée et âcre de la peau ; pas de vomissements dans la journée.

Le 25. Nuit pénible, délire. Deux vomissements pendant la nuit. Le matin, la malade est très-affaissée. La malade est transportée sur un brancart au domicile paternel.

Le 26. Nuit très-anxieuse ; cris plaintifs continuels. Abdomen plus météorisé, un peu moins sensible vers les flancs. La malade tombe souvent dans un assoupissement, pendant lequel la face devient d'un pâle cadavéreux, les yeux entr'ouverts, la respiration à peine sensible. P. 125 à 130.

Onction toutes les deux heures avec un gros d'onguent napolitain.

Le 27. Nausées et vomissements ; douleurs abdominales ; rétention d'urine ; évacuation, par le cathétérisme, d'un demi-litre d'urine.

Onctions mercurielles ; potion anti-émétique au bicarbonate de soude.

Dans la journée, la malade a été plus calme. Plus de vomissement ; nausées rares ; l'abdomen paraît être plus souple. Ce soir, le pouls un peu plus élevé, la peau moins chaude.

Le 28. Nuit plus calme. Rétention d'urine avec douleur hypogastrique. Cathétérisme.

Onctions mercurielles toutes les trois heures.

Le 29. Le météorisme du ventre a considérablement diminué ; le ventre est plus souple et ne reste sensible à la pression qu'au point primitivement douloureux, sous l'ombilic. P. 100.

Salivation abondante. Urines abondantes.

On supprime les onctions mercurielles.

Le 30. Le mieux fait de rapides progrès ; l'abdomen est très-réduit de volume, souple et à peine sensible. Urines abondantes ; désir des aliments.

Le 31. La convalescence se confirme et les forces se rétablissent lentement sous l'influence de mesures hygiéniques prudentes et surtout par le séjour à la campagne.

90 grammes d'onguent napolitain avaient été employés en onctions sur l'abdomen.

Obs. III. — Péritonite idiopathique avec prédominance de symptômes cérébraux. Autopsie. Rien de notable dans l'encéphale. Traces de péritonite avec épanchement. (1re observation du mémoire de Duparcque, *loco citato*, p. 245.) Résumé.

Une jeune fille de 10 ans 1/2, dont l'habitude générale indiquait une bonne constitution, était dans un parfait état de santé avant le début de sa péritonite.

« Après deux ou trois jours de malaise, de tristesse et d'inappétence, la maladie s'était déclarée brusquement par des vomissements bientôt accompagnés d'accablement, de subdélire avec cris plaintifs, etc., réunion de symptômes par laquelle se manifestent aussi les affections cérébrales aiguës des enfants, et qui avait plus particulièrement frappé l'attention effrayée des médecins..... La malade fut prise par une fièvre cérébrale; de là traitement irrégulier et mort. »

Duparcque assista à l'autopsie.

« Dans les organes cérébraux, rien autre chose qu'un peu de sérosité dans les ventricules, mais en quantité moindre que celle que l'on trouve dans ce cas de mort, à laquelle les organes encéphaliques ont été complètement étrangers. »

On se rappelle alors quelques symptômes abdominaux qu'avait présentés la jeune malade et le développement qu'avait pris le ventre dans les derniers jours de la vie.

« Dès que le scalpel pénétra dans la cavité abdominale, il s'en échappa un flot considérable de sérosité lactescente et floconneuse, dont une partie fut encore trouvée baignant toute la cavité péritonéale dans les régions les plus déclives, ce qui peut faire évaluer à plus d'un litre la quantité totale existante. Les intestins, accolés entre eux par des adhérences peu résistantes, étaient recouverts de nombreux flocons albumineux. Le liquide qui baignait les flancs et le cul-de-sac pelvien du péritoine était plus épais qui celui qui s'était échappé; il était jaunâtre et comme puriforme; il contenait de nombreux et larges lambeaux albumineux. Le péritoine présentait une injection très-fine, d'autant plus intense qu'on approchait des régions supérieures, surtout à droite et particulièrement vers le grand épiploon, qui était comme ratatiné et ramolli. Tout bien et attentivement examiné, on ne découvrit ni tubercules ni granulations.

« Le tube intestinal, largement distendu par des gaz, ne présentait non plus ni ulcération, ni perforation, ni trace aucune de phlegmasie de la membrane muqueuse.

« Tous les autres viscères, à part un peu de rougeur de leur enveloppe péritonéale, étaient à l'état normal. Enfin, on ne découvrit rien de pathologique que l'on pût considérer comme cause déterminante de cette vaste et intense péritonite, qui était bien évidemment essentielle. »

Obs. IV.— Péritonite aiguë idiopathique. Diagnostic erroné. Traitement négligé. Mort le neuvième jour. Épanchement puriforme très-considérable. (2e observation du mémoire de Duparcque, *loco citato*, p. 245). Résumé.

La jeune Asselin (âge indéterminé, mais inférieur à 12 ans) a eu longtemps une constitution délicate; elle a eu, il y a deux ans, une fièvre grave; depuis six mois elle a beaucoup pris de force et son intelligence s'est développée. Cette jeune fille était en pension et jouissait d'une bonne santé générale quand elle fut prise tout à coup d'une douleur aiguë à la partie supérieure de l'abdomen. Inappétence, nausées, vomissements et nuits agitées pendant trois jours consécutifs.

Elle se met au lit; on lui applique 4 sangsues à l'anus après ces trois jours de souffrances.

Le lendemain, elle est ramenée dans sa famille, où Duparcque l'examine. Décoloration générale des troncs, état d'affaissement extrême, yeux abattus, cris de douleurs fréquemment répétés. L'hypochondre droit est désigné comme étant le siége des douleurs. Abdomen plutôt rétracté que développé; les parois paraissent en état de contraction permanente. Sensibilité exquise du ventre dans toute son étendue, mais surtout à droite. Respiration peu profonde et toute thoracique. Chaleur très-élevée de toute la surface de l'abdomen; pouls petit, concentré, mais vif et dur. P. 110 à 120. Décubitus dorsal; membres inférieurs fléchis; pas de miction depuis hier; selles abondantes la veille.

Duparcque diagnostique péritonite aiguë, pratique une saignée de trois palettes, ordonne des fomentations émollientes, des lavements opiacés.

La nuit, agitation, subdélire, somnolence interrompue toutes les cinq minutes par un cri plaintif; vomissements ou plutôt régurgitation de matières bilieuses en petite quantité.

Le troisième jour, l'abdomen est un peu plus élevé, toujours très-sensible; la chaleur générale est très-intense; peau sèche, affaissement, subdélire. P. 120. Pas de selles ni de miction. 10 sangsues de chaque côté du ventre. Même traitement. Le soir, aucune amélioration; ventre encore un peu plus ballonné, toujours très-tendu et très-sensible, surtout vers la région hypogastrique. 12 sangsues en cet endroit.

Le quatrième jour, visage plus altéré, affaissement plus considérable, mais toujours interrompu à de courts intervalles par des plaintes ou des cris. P. 120.

Un grain de calomel toutes les deux heures. Onction avec un gros d'onguent mercuriel toutes les trois heures.

Le cinquième jour, la malade est moins affaissée, moins indifférente à son entourage. Même sensibilité et même développement du ventre; plaintes et cris persistants, mais plus rares. P. 115 à 120, un peu plus mou. Même prescription.

Un médecin, appelé en consultation, diagnostique une entérite limitée et conseille de se relâcher de la sévérité du traitement mercuriel. Le calomel n'est plus administré qu'à de longs intervalles; une onction mercurielle matin et soir.

Le sixième jour, développement de plus en plus marqué du ventre; peau chaude et sèche; sensibilité exquise du ventre. Pouls petit et faible; visage altéré; yeux creux, affaissement, subdélire.

Le septième jour, la malade est trouvée en décubitus latéral droit, le tronc fléchi et les cuisses rapprochées de l'abdomen. L'enfant ayant été replacée sur le dos, Duparcque constate une matité manifeste dans toute l'étendue du côté droit et croit percevoir de la fluctuation au niveau de cette matité; il annonce aux parents la présence d'un épanchement abdominal.

Quatre heures après, matité et fluctuation avaient disparu, ce que Duparcque attribue au décubitus dorsal gardé par la malade; le liquide épanché s'était retiré vers les lombes et le bassin, par suite du retour du coucher en supination.

La malade est plus éveillée; elle présente moins de sensibilité du ventre, moins de chaleur à la peau; un pouls plus large et plus souple; tout cela semble indiquer une amélioration.— Bains entiers, lavements et boissons adoucissants. Le soir, la région sus-pubienne est un peu œdémateuse.

Le huitième jour, l'enfant est dans le décubitus latéral; Duparcque la place en décubitus dorsal et constate de nouveau la matité et la fluctuation à droite, mais dans une étendue considérable; un quart d'heure après, ces signes avaient disparu à cause du décubitus dorsal. Frissons vagues, mais mouvements plus libres; ventre un peu moins météorisé; désir des aliments; pronostic favorable.

Le neuvième jour, on s'aperçoit que l'amendement observé hier n'était qu'apparent. Les traits s'altèrent, se grippent; l'affaissement augmente. Le ventre est plus volumineux, plus souple et encore moins sensible. A la suite de l'administration, par le médecin consultant, d'une potion avec une goutte de croton, selles involontaires, vomissements fécaloïdes, refroidissement des extrémités, affaiblissement du pouls, affaissement extrême, aspect cadavéreux de la face, défaillances répétées. Mort à la fin du neuvième jour.

Autopsie vingt heures après la mort.

Abdomen très-distendu et volumineux; sonorité égale partout; aucune sensation de fluctuation.

« Dès que le scalpel eut pénétré dans le péritoine, il s'en échappa un flot abondant de liquide crêmeux, verdâtre, présentant toutes les apparences d'un pus demi-séreux..... L'excavation du bassin..... était remplie par une grande quantité de ce liquide puriforme, qui s'épanchait aussi dans les régions iliaques et les gouttières lombaires, principalement du côté droit, s'étendait jusqu'au bord libre du foie, qu'il baignait ainsi que les circonvolutions intestinales et les replis mésentériques. Nous évaluâmes la quantité totale à près d'un litre et demi. Les intestins étaient énormément distendus par des gaz; tout le péritoine, surtout sur les intestins et sur ses replis, était d'une couleur blanchâtre, finement arborisée de rouge; l'épiploon, rose, était comme ratatiné, tomenteux et mollasse. La face supérieure du foie adhérait au draphragme par des brides et des plaques pseudo-membraneuses plus ou moins larges. Le bord libre de ce viscère et les faces supérieure et inférieure, jusqu'à une distance d'un ou deux pouces, présentaient une couleur d'un blanc mat, qu'au premier abord on eût pu attribuer à une altération de tissu; mais cette couleur provenait d'une concrétion membraneuse, épaisse d'un quart de ligne, dense et opaque, qui n'adhérait que très-peu et au-dessous de laquelle le tissu hépatique paraissait être sain; la vésicule biliaire distendue par de la bile; viscères et organes abdominaux dans l'état normal. »

Obs. V.— Péritonite suraiguë foudroyante. Mort en 24 heures.— Autopsie. (5e observation du mémoire de Duparcque, *loc. cit.*, p. 301. Résumé.

Marie Cornu, 10 ans 1|2, se plaignait de loin en loin d'éprouver de vives douleurs dans le flanc gauche; ces douleurs venaient par accès; une exploration attentive de la région douloureuse n'ayant rien fait découvrir d'anormal, Duparcque jugea qu'il avait affaire à une douleur névralgique.

Le 16 octobre 1840, elle eut une indigestion attribuée à des choux-fleurs; la nuit suivante se passa bien, et le 17 octobre l'enfant put se livrer à ses études et à ses jeux.

Le 18. Elle accuse, dans le ventre, des douleurs qui la forcent à se tenir et à marcher courbée un peu en avant; elle se met au lit et est prise alors de frissons répétés et de nausées, avec régurgitations de matières jaunâtres amères.

A 4 heures de l'après-midi, refrigération générale, frissons, affaissement considérable, visage très-altéré portant l'empreinte de vives douleurs.

A 5 heures, la malade vomit une tasse d'infusion de tilleul.

A 7 heures, un dernier vomissement; à partir de ce moment, agitation, plaintes, respiration tantôt suspendue, tantôt fréquente, suspirieuse, anxieuse. Vers minuit, altération plus considérable des traits; la vue s'éteint, l'ouïe paraît suspendue, le nez s'effile, la face prend un aspect cadavéreux; la malade a perdu complètement connaissance.

Duparcque voit la malade à 4 heures du matin. Le pouls, à ce moment, est petit, imperceptible; les battements du cœur précipités, obscurs; la respiration rare, peu profonde; la figure et les membres d'un froid glacial; l'abdomen un peu ballonné, sonore; aucune manifestation de douleur par la pression du ventre. Résolution complète des membres.

Larges sinapismes; frictions chaudes; potion vomitive (il n'en fut administré que quelques cuillerées). Mort à sept heures du matin.

Autopsie le 20 octobre, vingt-huit heures après la mort.

Aucune lésion importante du cerveau ou des viscères abdominaux.

« Abdomen élevé, météorisé.

« A l'ouverture du péritoine, il s'échappe la valeur d'un verre de sérosité citrine légèrement trouble; une égale quantité du même liquide remplit le cul-de-sac pelvien du péritoine; en le décantant on le trouve de plus en plus épais, de sorte que les deux dernières cuillerées sont complètement puriformes. Tout le liquide contenait, en outre, en suspension, des flocons albumineux et puriformes. La surface des intestins, le granp épiploon, le foie, tout le péritoine en un mot, est ça et là couvert de semblables flocons légèrement adhérents. Le grand épiploon est finement injecté, rougeâtre. Sous chaque couche pseudo-membraneuse le péritoine est rouge en forme de plaques; celles-ci sont surtout adhérentes sur les intestins et les mésentères; là elles sont comme pointillées. Ces taches phlegmasiques se distinguent par leur couleur rougeâtre, l'injection fine et le pointillé qui les forme, des plaques bleuâtres que l'on trouve largement étendues dans les points les plus déclives de la masse intestinale et des mésentères, et qui paraissent être un effet cadavérique, comme les ecchymoses qui couvrent la partie postérieure du dos.

« Les glandes mésentériques sont très-apparentes, mais sans altération de couleur ni de consistance. Ovaires assez développés et rougeâtres; pavillon d'un rouge très-vif, utérus à peine développé et n'ayant que le volume d'une plume d'oie.

« Foie, rate, reins à l'état normal; vésicule biliaire gorgée de bile; la vessie contient peu d'urine. L'examen le plus soigneux de l'estomac et de l'intestin ne fait découvrir aucune trace d'inflammation de leur membrane muqueuse, ni ulcération, ni perforation. On ne trouve non plus rien de particulier dans la région du flanc gauche, où la malade avait souvent accusé des douleurs. »

Obs. VI. — Péritonite idiopathique aiguë. — Traitement antiphlogistique, mercuriaux. Guérison. Refroidissement pendant la convalescence. — Pleurodymie (4e observation du Mémoire de Duparcque *loco citato*, p. 295. Résumé.

A. Quillout, 10 ans 1|2, est prise de vomissements dans la nuit du 1er au 2 avril 1841.

Dans la journée suivante, deux selles dont une diarrhéique.

Le 3. Malaise général, inappétence; cependant l'enfant va à sa pension.

Le 4. On remarque qu'elle n'a plus sa gaîté, sa vivacité ordinaires.

Le 5. Elle se livre encore à ses études, et, dans la nuit suivante, elle a un sommeil agité, se plaint de froid et de douleurs dans le ventre.

Le 6. Elle éprouve des frissons, un malaise plus prononcé; elle vomit et on la ramène dans sa famille; déjà ses traits sont profondément altérés et elle a encore des frissons avec tremblement.

A 6 heures du soir, Duparcque voit la petite malade; elle a le visage pâle et défait, les yeux abattus, est dans un état d'affaissement général, a une respiration fréquente et peu profonde, la langue pâle et humide. La malade a des nausées, fait de fréquents efforts de vomissement et rend quelques matières visqueuses; elle accuse une douleur vive entre le flanc droit et la région ombilicale, douleur telle qu'elle évite avec soin tout mouvement, toute respiration profonde et la toux. La malade est dans le décubitus dorsal; le ventre est comme rétracté; la moindre pression est insupportable surtout à l'hypogastre et vers l'ombilic. Peau sèche, chaude sur le ventre et la poitrine; pouls vif, serré, concentré, à 140. Constipation depuis quatre jours; urines rares.

12 sangsues sur les flancs, cataplasmes et lavements émollients.

Le 7 au matin, affaissement, figure un peu plus animée cependant; ventre un peu plus élevé; le poids des couvertures ne peut être supporté; pouls à 150.

Fomentations. Saignée de près de trois palettes.

Le soir, affaissement plus prononcé, plaintes répétées; ventre encore plus élevé que le matin.

Le 8. Météorisme un peu plus prononcé; efforts plus rares de vomissements, mais éructations douloureuses.

10 sangsues sur l'hypogastre.

Le soir, affaissement extrême; décoloration profonde des gencives, des lèvres, de la langue; pas de selles; abdomen dans le même état.

5 centigrammes de calomel toutes les deux heures.

Le 9. Augmentation du météorisme, malgré les évacuations bilieuses provoquées par le calomel. Accablement profond; respiration suspirieuse; contraction des traits. Pouls petit, serré, vif, à 130 ou 135. Eructations et nausées à chaque fois que la malade boit.

5 centigrammes de calomel toutes les trois heures. 2 grammes d'onguent napolitain en onctions toutes les deux heures.

Le 10. Pendant la nuit précédente, rêvasseries, agitation et délire; un vomissement.

Le matin, la malade paraît moins mal que la veille; pendant la journée, alternatives de mieux et de pire; la journée se termine par une franche réaction.

Le 11. La sensibilité du ventre est bornée à la région sous-ombilicale; abdomen moins volumineux, plus souple. La malade fait quelques mouvements et des respirations profondes sans réveiller les douleurs abdominales. Langue et bouche humectées; yeux bons. Les nausées et vomissements ont cessé; dans la soirée, réaction fébrile durant deux heures. Salivation. On cesse les onctions mercurielles.

66 grammes d'onguent napolitain ont été employés.

Le 12. Plusieurs heures de sommeil dans la nuit. Pouls à 100. Chaleur douce; paume des mains humide; ventre très-souple, à peine sensible à la pression à sa partie moyenne et droite. Désir des aliments.

Le 13. Le mieux se soutient. Bouillon de poulet.

Le 14 et le 15. Très-bon état général et local.

Le 16. La malade prend froid, est prise de frisson et de douleur aiguë dans le sein droit; respiration pénible, toux sèche, fatigante.

Pouls à 120. Pas de signe d'épanchement. Un vésicatoire appliqué sur le point douloureux fait disparaître ce nouvel accident.

Obs. VII. — Péritonite suppurée chez un enfant de 9 ans. (Duparcque, *Gaz. des hôpitaux.*)

J. B. avait été affecté, à l'âge de 9 ans, d'une chorée des plus intenses. Cette affection était héréditaire dans sa famille paternelle : son grand-père, son père et une sœur de celui-ci en avaient été atteints au même âge. La sœur aînée de notre petit malade n'avait pas échappé à l'héritage choréique. Son jeune frère était resté strabique convergent à la suite de convulsions de la première dentition. Après son tribut à l'héritage paternel, J. prit du développement; nerveux, ardent au jeu comme au travail, il fut pris, après des exercices immodérés pendant la récréation, de refroidissement, de frissons, de malaise, de nausées; il pâlit, ses traits se décomposèrent; on le reconduisit dans sa famille. Il vomit son second déjeuner et se plaint de douleurs de ventre; on croit à une simple indigestion et nous ne sommes appelé que du troisième au quatrième jour après l'invasion de la maladie. Chaleur sèche de la peau, pouls petit et très-fréquent, mais serré; abdomen tendu et d'une sensibilité exquise à la pression surtout à droite, côté sur lequel le petit malade se tient à demi-couché; les extrémités inférieures fléchies. Il ne peut ou n'ose se retourner; la percussion donne un son mat dans cette région jusqu'à quelques centimètres de l'ombilic. Quelques instants après avoir placé le malade sur le dos, nous ne retrouvons plus la matité qui revient après avoir remis l'enfant dans le décubitus sur le côté. Mais le neuvième jour, notre diagnostic de péritonite aiguë essentielle fut confirmé par l'autopsie.

Obs. VIII.— Péritonite idiopathique consécutive à un effort musculaire chez un enfant de 13 ans. Deux mois après la guérison, poussée nouvelle de péritonite causée par la rupture d'une adhérence péritonéale au niveau de l'S iliaque probablement. (Observation communiquée par mon collègue et ami M. Guyard).

Mesnager (Clément), 13 ans, entre le 18 janvier 1876 à l'hôpital Sainte-Eugénie.

Cet enfant n'a aucun antécédent personnel ou héréditaire de scrofule ni de tuberculose; il n'a jamais eu aucune maladie sérieuse avant celle pour laquelle il entra, le 17 octobre 1875, dans les salles de M. Bergeron, à l'hôpital Sainte-Eugénie; à ce moment, il eut des vomissements, de la fièvre, de la constipation, du ballonnement et des douleurs intérieures du ventre. M. Bergeron diagnostiqua une péritonite qu'il ne put rattacher à aucune cause autre qu'un effort que le malade avait fait pour soulever un fardeau; cet enfant avait donc une péritonite idiopathique. Après un mois de séjour dans les salles de M. Bergeron, il sortit complètement guéri et put reprendre ses occupations d'apprenti.

Le 18 janvier 1876, il rentra dans les salles de M. Cadet de Gassicourt, qui recueillit de la bouche de M. Bergeron les renseignements que je viens de donner.

Depuis cinq jours, sans cause connue, sans nouvel effort, il avait commencé à ressentir des douleurs abdominales et à avoir de la diarrhée; depuis trois jours il avait eu plusieurs vomissements par jour, et son facies avait pris le caractère grippé de la péritonite.

Le 19 janvier. Le malade avait la langue blanche et humide, le ventre un peu douloureux à la pression, sans qu'on pût trouver la cause de cette douleur; il était souple partout, excepté au niveau de la fosse iliaque gauche, où la paroi abdominale se tendait et devenait dure dès qu'on voulait y toucher. Le petit malade n'avait pas eu de nausées; ses selles étaient normales. Apyrexie complète.

Le 20. On appliqua un vésicatoire sur la fosse iliaque gauche.

Le 24. Le mieux se confirmait, les douleurs avaient diminué et la fièvre était nulle; il sortit complètement guéri le 30 janvier.

M. Cadet de Gassicourt pensa que cet enfant avait eu une légère poussée de péritonite, causée par la rupture d'adhérences dues à la péritonite ancienne.

Obs. IX. — Péritonite aiguë spontanée. (Clinique d'Andral, tome II, p. 581.)

Un garçon de 15 ans 1/2, faiblement constitué, imprimeur en aille douce, n'offrant aucun signe de puberté, s'était livré, dans la matinée du 30 avril 1821, à ses travaux ordinaires. Vers deux heures de l'après-midi, il ressentit dans le flanc droit une douleur assez vive pour qu'il s'alitât. La nuit, cette douleur s'étendit à l'hypochondre et à l'hypogastre; des vomissements eurent lieu, le malade tomba dans un grand affaissement; ces symptômes graves persistèrent les deux jours suivants. Andral le voit la première fois le 2 mai et constate une péritonite aiguë généralisée. — Traitement : 30 sangsues, saignée de 60 grammes, fomentations émollientes.

3 mai. 20 nouvelles sangsues; cessation des vomissements.

Le 4. Amendement sensible de tous les symptômes de la péritonite ; sueurs abondantes.

Dans la soirée, le malade prend froid et meurt le lendemain matin.

Autopsie. Aucune lésion appréciable dans le système cérébro-spinal. Intestins grêles distendus par une grande quantité de gaz ; le péritoine qui les recouvrait offrait une remarquable injection, sans traces d'aucune matière sécrétée. Mais le paquet intestinal étant enlevé, on trouve le flanc droit et la région iliaque du même côté remplis par un liquide blanc comme du lait, dont il avait l'aspect; ce même liquide était accumulé dans l'excavation du bassin ainsi que dans le flanc gauche. Enfin, les deux faces de l'estomac, le côlon ascendant, les anses d'intestin grêle plongées dans le bassin, les surfaces convexes du foie et de la rate, étaient tapissés par des concrétions blanchâtres, membraniformes, qui ne présentaient aucune trace d'organisation. Le côlon transverse adhérait à la grande courbure de l'estomac par des brides albumineuses qui avaient déjà une grande consistance.

La muqueuse stomacale avait sa consistance et son épaisseur normales ; elle était blanche d'une manière générale ; cinq à six points, de la largueur d'une pièce de 50 centimes, étaient le siége d'une vive rougeur d'injection.

L'intestin grêle fut trouvé blanc partout, excepté dans l'étendue d'un demi-pied au-dessus de la valvule iléo-cæcale, où existait une forte injection ; le gros intestin fut trouvé sain. Rate petite et ferme.

OBS. X.— Péritonite spontanée par refroidissement. (Thèse de Leroy, Paris 1869).

Le nommé Nicolas (Alfred), 16 ans, brossier, entre le 21 avril 1869 salle Sainte-Jeanne.

Le malade a eu froid, le samedi 19 avril, sur l'impériale d'un omnibus, en revenant de son ouvrage; il s'est couché avec du malaise. Le dimanche il s'est réveillé avec une douleur excessivement vive à la fosse iliaque droite. La douleur s'est généralisée rapidement et, dès ce moment, le malade a été pris de nausées, de vomissements, qui n'ont pas cessé. Il est allé à la garde-robe une seule fois le dimanche 20.

Entré le lundi 21, à quatre heures, à l'hôpital.

22 avril. Vomissements d'un vert porracé, hoquet, constipation depuis dimanche. Le ventre est résistant, douloureux, partout sonore, mais non ballonné.

Le malade présente au suprême degré le faciès hippocratique : les yeux sont excavés, les joues sont creuses, les pommettes saillantes, le nez n'est pas très-froid. La langue est fraîche, humide, les extrémités sont froides, cyanosées ; le pouls est à peine perceptible.

Traitement : vésicatoire sur le ventre, potion avec 6 grammes d'esprit de Mindererus.

Le 23. Le pouls semble s'être un peu relevé ; toujours des vomissements.

Le malade est allé une fois à la garde-robe dans la journée d'hier. La langue est très-sèche.

Mort le mercredi 23.

Autopsie. Injection vive du péritoine surtout du côté de la fosse iliaque droite. Les anses intestinales sont agglutinées par des fausses membranes ; un peu de sérosité purulente dans le petit bassin.

La dissection de l'appendice iléo-cæcal est faite avec grand soin ; on pratique l'insufflation du cæcum et rien ne révèle l'existence d'une perforation.

On fait de même l'insufflation de l'intestin grêle, du gros intestin, de l'estomac, sans rien découvrir. On procède à l'examen de tous les viscères, de la vessie, des vésicules séminales, du foie, etc. ; résultat négatif. Il faut donc conclure à l'existence d'une péritonite spontanée par action du froid ou refroidissement.

Obs. XI. — Communiquée par M. le Dr Guyot, médecin des hôpitaux. Péritonite idiopathique aiguë chez une petite fille de 8 ans. A la suite d'une erreur dans le diagnostic et le traitement, mort au 14e jour de la maladie. Autopsie. Péritonite purulente.

Une jeune fille de 8 ans, jouissant d'une excellente santé, n'ayant aucun antécédent héréditaire ou personnel de scrofule ou de tuberculose, fut prise des symptômes de péritonite dans les conditions suivantes :

Elle avait fait, un jour, une course longue et rapide, pendant laquelle elle recevait en face un vent froid de mer.

Le soir, elle se plaignit de douleurs abdominales. Le lendemain matin, elle fut prise de vomissements répétés, de diarrhée ; ses douleurs abdominales persistèrent ; un médecin fut appelé, diagnostiqua une péritonite idiopathique et ordonna l'application de sangsues sur le ventre.

Quelques jours après, M. le Dr Guyot fut appelé auprès de cette malade, à laquelle il s'intéressait tout particulièrement ; après avoir longuement examiné la malade, il admit une péritonite idiopathique et conseilla l'application d'un large vésicatoire sur le ventre; il ordonna des bains et en surveilla lui-même l'administration.

Sous l'influence de ce traitement, un mieux notable se déclara dans l'état de la petite malade; M. Guyot put la quitter sans avoir d'inquiétude sur l'issue de la maladie : il avait observé et soigné la malade pendant huit jours. A quelques jours de là, un troisième médecin fut appelé, et en présence des douleurs abdominales et de la diarrhée qui existaient encore, il porta le diagnostic de fièvre typhoïde ; il fit administrer une purgation.

Sous l'influence de ce traitement, les symptômes de la péritonite reparurent, s'aggravèrent de plus en plus, et la petite malade succomba vers le quatorzième jour de sa maladie.

L'autopsie fut faite avec le plus grand soin par M. Guyot. A l'ouverture de la cavité abdominale, il constata que le péritoine renfermait une quantité considérable de pus crémeux ; de plus, les anses intestinales étaient réunies l'une à l'autre par des adhérences membraneuses ou filamenteuses.

Les intestins furent ouverts et déroulés dans toute leur longueur : il n'y avait aucun gonflement des glandes de Peyer, aucune inflammation de la muqueuse intestinale, aucune ulcération et aucune perforation; la péritonite constatée n'était donc pas causée par une inflammation propagée ou une perforation ; il n'y avait pas non plus la lésion caractéristique de la fièvre typhoïde.

M. Guyot compléta cet examen par l'ouverture de la vessie et du vagin; ces organes étaient absolument sains.

Ainsi, cette autopsie confirma le diagnostic primitivement porté de péritonite idiopathique.

PERITONITE IDIOPATHIQUE CIRCONSCRITE.

Jusqu'à présent je me suis occupé de la péritonite idiopathique généralisée ; il me reste à dire quelques mots de la péritonite idiopathique circonscrite.

Cette variété n'a pas été décrite par les auteurs français et je n'ai trouvé dans nos recueils aucune observation de ce genre.

Je puis cependant citer trois observations dont une est résumée d'après une observation allemande ; les deux autres ont été traduites d'un mémoire d'Albers (de Bonn) sur la péritonite circonscrite (Deutsche Klinik, 1862, p. 289.

Il me suffira de donner les caractères qui distinguent la péritonite idiopathique circonscrite de la péritonite généralisée et pour cela, je ferai de nombreux emprunts au mémoire d'Albers.

La péritonite idopathique circonscrite peut exister d'emblée comme telle, ou bien elle peut être le résultat d'une transformation de la péritonite généralisée en péritonite circonscrite.

Albers dit qu'il n'a jamais trouvé à cette maladie d'autre cause qu'une cause rhumatismale.

Cette variété de péritonite est rare comparativement à la pleurésie circonscrite, cela tient probablement à la disposition particulière des viscères abdominaux.

Pour que la péritonite reste circonscrite d'emblée il faut qu'elle ait une marche lente, un début très-bénin et qu'il ne se développe pas une douleur abdominale très-vive, ni une fièvre virulente.

Les symptômes de cette maladie seraient les suivants : « Après un trouble connu de la secrétion cutanée par le froid humide, arrivent bientôt l'accablement, la céphalalgie, le frisson suivi de chaleur, un pouls souvent petit et dur ; à ces signes se joint plus tard une douleur de ventre modérée, superficielle et limitée ;... puis cette douleur devient plus violente par instant, surtout vers le soir et dans la nuit, au point d'arracher des gémissements au malade. Au niveau de la région douloureuse située la plus souvent à droite, ou au dessus du nombril, la pression augmentait la douleur, et la région devenait ferme et dure comme une planche.

La percussion donne un son obscur dans cet endroit, tandis que le son devient plus clair dans le voisinage et à mesure qu'on s'éloigne de l'endroit malade.

Dans le cours de la semaine qui suit l'invasion de ces accidents, on voit se former à l'endroit douloureux une tumeur sensible et circonscrite qui, par sa permanence en cet endroit par l'accroissement de son volume peut donner lieu aux conjectures les plus variées, mais qui, le plus souvent chez les enfants est prise pour une tumeur ganglionnaire du mésentère. »

Albers dit ensuite que dans le cas de péritonite circonscrite, la pression ne donne jamais une matité aussi absolue que dans le cas de tumeur ganglionnaire du mésentère et cela parce que derrière le foyer de péritonite circonscrite il y a des intestins ; mais ce moyen de diagnostic pourra paraître quelque peu subtil et je crois que les antécédents du petit malade, la marche des accidents seront plus utiles pour établir le diagnostic entre le carreau et la péritonite circonscrite idiopathique.

Dans le cas de péritonite circonscrite primitive, il peut arriver les trois choses suivantes :

1° La maladie peut arriver à la guérison par résolution avant le développement d'une tumeur péritonéale.

2° S'il s'est développé une masse en forme de tumeur, il faudra un temps très-long avant qu'elle disparaisse par résolution ; dans ce cas, cette tumeur pourra redevenir douloureuse à propos d'une maladie étrangère aux viscères abdominaux ; pendant de longs mois il restera à l'endroit malade une sensation douloureuse de constriction.

3° Dans un troisième cas, la résolution de la tumeur ne se fait pas, des mouvements fébriles, violents et répétés s'établissent et du pus s'épanche au milieu des exsudats dont la réunion donne la sensation de tumeur ; l'écoulement purulent se trouve circonscrit dans les limites de la péritonite, il tend à se frayer un passage à travers les parois abdominales ; c'est ce qui est évident dans la première observation d'Albers que je rapporte dans ce travail.

Voici quels sont d'après Albers les moyens de diagnostiquer la péritonite circonscrite.

Dans les premiers temps, il faut surtout tenir compte d'une douleur superficielle, augmentant au moindre attouchement en une région limitée où la dureté, la tension des parois abdominales est remarquable ; de plus, il existe une fièvre rhumatismale évidente.

« Plus tard, on trouve une tumeur circonscrite qui habituellement n'est pas reconnue comme étant composée d'exsudats à la surface du péritoine,

« La détermination de la nature de cette tumeur sera rendue facile par l'étude des symptômes de la maladie au début ; ces symptômes précèdent la formation de la tumeur ; celle-ci est remarquable par sa situation superficielle et par la sonorité qu'elle présente à sa pérphérie.

« Vers le centre de cette tumeur, on ne trouve pas par la percussion une matité aussi complète que dans le cas d'une tumeur implantée sur les ganglions mésentériques, le mésentère ou même un vaisseau ; cela tient à ce que des circonvolutions intestinales sont généralement placées sous cette tumeur ; la consistance de cette tumeur est également ferme dans tous ses points (Albers, loc. cit.)

Dans les cas où la fièvre de suppuration s'est établie, on peut se demander si la tumeur en question a suppuré : ce renseignement sera acquis par l'emploi d'une aiguille exploratrice (Albers) ou mieux d'une aspiration exploratrice au moyen de l'appareil Potain.

Observations de péritonites idiopathiques circonscrites.

Obs. XII. — Péritonite circonscrite. Suppuration. Formation d'une tumeur. Mort avant l'évacuation du pus au dehors. (Deutsche Klinik. 1862. Dr Albers.

Au mois de mars 1852, H., âgé de 4 ans, contracta une fièvre rhumatismale pendant un voyage sur le Rhin ; le deuxième jour il survint dans les régions iliaques et hypocondriaques droites des douleurs qui augmentaient par la pression. L'hypogastre était dur et tendu, la langue blanche, la soif assez vive, l'appétit diminué ; il y avait de la constipation, mais il n'y avait eu ni nausées, ni vomissements. On plaça 6 sangsues sur le point douloureux, on administra du nitre avec de l'acétate d'ammoniaque, puis ensuite 8 grains de mercure doux en poudre. La douleur disparut, la paroi abdominale redevint plus souple, la fièvre diminua et l'appétit revint.

Le septième jour de sa maladie, l'enfant avait commencé à prendre une alimentation plus substantielle quand, le jour suivant, la douleur reparut à la même place qu'avant et avec la même violence. Le traitement fut repris, mais il resta, quand la douleur et la fièvre eurent disparu, une tumeur circonscrite, situé à côté de l'ombilic, au voisinage des régions iliaques et hypocondriaques droites. La constipation, l'inappétence reparurent en même temps que des accès intermittents de fièvre.

La tumeur était située tout près de la paroi abdominale, la soulevait et ne changeait pas de rapport avec cette paroi dans les différents mouvements du corps, ce qui fût arrivé si la tumeur eût appartenu à l'hypogastre, au mésentère, à l'épiploon, au pancréas, au foie ou même à l'intestin. Des frictions avec le liniment savonneux et l'onguent mercuriel, l'administration de plusieurs paquets de mercure doux en furent suivis d'aucune diminution de la tumeur. Sa résistance aux médicaments et aux soins appropriés parurent démontrer que la tumeur était formée d'un conglomérat de glandes mésentériques. Deux médecins appelés en consultation tinrent pour cette opinion. L'usage de bains salés et de cataplasmes résolutifs n'eut aucun résultat.

Trois mois se passèrent ainsi. Au milieu de juillet, parut une fièvre qui fut d'abord irrégulière et liée à un amaigrissement visiblement croissant; la perte des forces était évidente. Tous les médicaments fortifiants qui furent employés n'eurent aucun résultat. Le 6 août, la mort survint après une agonie qui avait duré près de deux jours.

L'examen du cadavre donna, après une incision dans la paroi abdominale, un flot de pus qui était placé si près sous la peau, que l'épiderme seul et une mince couche du derme avaient empêché son évacuation au dehors.

Une incision découvrit un canal par où s'écoulait le pus; de l'ombilic, ce canal se dirigeait à droite et conduisait dans une poche formée par la paroi abdominale et le péritoine pariétal en avant, des anses intestinales agglutinées en arrière et sur les côtés par des exsudats denses, fibrineux, qui recouvraient également la paroi abdominale et les anses intestinales; cette poche était pleine de pus, mais on ne trouva aucun organe malade dans l'hypogastre ou dans les autres cavités.

Obs. XIII. — Péritonite circonscrite. Tumeur dans le côté gauche de la région ombilicale. Guérison. (Observation d'Albers de Bonn. Deutsche Klinck, 1862, p. 289.

Au mois de juillet 1834, un jeune homme bien constitué, bien portant auparavant, eut un frisson suivi bientôt d'une douleur superficielle dans la région ombilicale, augmentant par les mouvements, par la plus petite pression, et dans le décubitus sur l'un ou l'autre côté. Il y avait une fièvre évidente avec exacerbation vers le soir. L'urine était rouge foncé, transparente cependant, et émise avec une sensation de brûlure dans l'urèthre. La soif était vive, l'appétit nul, les nuits sans sommeil; avec cela, il y avait de la constipation.

L'application répétée de ventouses, un vésicatoire dans la région épigastrique, l'administration d'huile de ricin et de quelques prises de calomel, firent disparaître les douleurs du bas-ventre; elles avaient duré quatorze jours. On vit alors se développer une induration circonscrite dans la partie supérieure et latérale de la région ombilicale; cette induration était mate à la percussion; la paroi abdominale ne glissait pas sur cette tumeur, et dans toutes les positions on pouvait constater qu'elle faisait corps avec la paroi. L'appétit revint, les aliments furent bien supportés e la constipation cessa.

Un cautère fut établi dans la paroi abdominale immédiatement sur la tumeur; on administra, à l'intérieur, de la rhubarbe et du tartrate de potasse; le ventre fut enveloppé d'une lame de flanelle. Sous l'influence de ce traitement, la tumeur commença à diminuer, pourtant on put encore la sentir pendant trois semaines. 12 bains salés furent donnés, à raison de un par jour. Vers la fin de septembre, on ne pouvait plus sentir la tumeur; mais de temps en temps une douleur était ressentie à l'endroit où avait été la tumeur; la pression, les mouvements faisaient reparaître cette douleur. A l'occasion d'un catarrhe survenu en automne, une sensibilité insolite se montra au siége de la tumeur, mais il n'y eut pas de phénomènes inflammatoires, et dans le courant de février de l'année suivante, la plaie du cautère était fermée. La santé alla en s'affermissant et ne fut plus troublée désormais.

Obs. XIV. — Péritonite circonscrite chez un enfant de 6 ans. Mort. (Médic. Annalen. 1838.

Un enfant robuste et bien constitué, après avoir éprouvé, pendant vingt-quatre heures, un léger malaise, ressentit tout à coup une violente douleur entre le nombril et le pubis, limitée à une place qu'aurait recouvert un écu. Le pouls devint fréquent, dur, petit. Constipation, soif très-vive.

Une application de sangsues, des bains, du calomel, amenèrent quelque soulagement; mais les accidents reparurent la nuit suivante avec une nouvelle violence; l'enfant, très-agité, voulut, à plusieurs reprises, se précipiter hors de son lit et eut des vomissements. Le lendemain, pouls fréquent et petit. Selles verdâtres et fétides, langue humide, hypogastre indolent, peau sèche et chaude. Le soir, l'enfant eut du délire; le lendemain, il vomit des matières semblables à du marc de café, tous les symptômes s'aggravent, et il succomba du quatrième au cinquième jour de sa maladie.

A l'autopsie on trouva, immédiatement au-dessus de la symphyse pelvienne, le péritoine enflammé fortement dans une étendue ayant les dimensions d'un écu, et ayant contracté des adhérences avec l'appendice vermiforme, le cæcum et quatre anses intestinales. En séparant les adhérences, on trouva, entre les membranes séreuses adossées par les adhérences, plusieurs petites collections purulentes circonscrites et ne communiquant pas les unes avec les autres. En d'autres endroits, du pus était infiltré dans le tissu cellulaire sous-séreux; mais les autres anses intestinales étaient parfaitement saines. Aucune autre lésion organique ne put être constatée.

TABLEAU DE LA MALADIE — MARCHE — TERMINAISON.

La péritonite idiopathique ne présente pas le début brusque de la péritonite par perforation (fièvre typhoïde, dysenterie, affections ulcéreuses du cœcum, de son appendice) : mais elle ne présente pas non plus l'allure insidieuse de la péritonite tuberculeuse ; elle est, pour la durée de son début, intermédiaire entre ces deux grandes classes de péritonite.

Elle présente souvent des prodromes dont la durée varie entre un et trois jours ; un enfant très-bien portant d'ailleurs est pris d'une indigestion pendant la nuit, et, pendant les deux ou trois jours suivants, il est dans un état qui n'est déjà plus la santé, mais qui n'est pas encore la maladie ; très-enjoué auparavant il devient indifférent à ses jeux, triste, maussade; il se plaint d'inappétence de douleurs vagues dans le ventre, de frissons erratiques. Après quelques jours passés dans cet état, une vive douleur abdominale éclate tout-à-coup; des frissons répétés sont bientôt suivis d'une fièvre intense; en même temps l'enfant est pris de nausées, de vomissements, quelquefois incessants; le ventre se ballonne et devient dur, tendu; la constipation est opiniâtre, le facies est grippé, le pouls petit, accéléré.

Dans quelques cas, on peut voir ces symptômes aller rapidement en s'aggravant; la face s'altère de plus en plus, le pouls devient insensible, le ballonnement du ventre augmente en même temps qu'il devient indolent, les extrémités sont froides et le malade est pris de délire, au milieu duquel il meurt; on a affaire alors à un cas de péritonite foudroyante analogue à celle dont Duparcque nous a donné l'observation (obs. 5), analogue aussi à celle d'Andral (obs. 9).

Cette terminaison est heureusement la plus rare; dans d'autres cas, la mort survient par suite d'une aggravation constante mais lente des symptômes, dans ces cas la mort arrive généralement du 5e au 9e jour (Rilliet et Barthez).

Surles 25 cas de péritonite idiopathique, que j'ai cités la maladie se termina douze fois par la mort, et sur ces douze cas de mort, huit fois la durée de la maladie de dépassa pas le 9e jour; dans trois des cas de mort, il s'agissait de péritonite suppurée avec évacuation du pus par l'ombilic; dans un de ces cas, la mort était arrivée au 30e jour; dans un deuxième cas vers le 3e mois, dans le troisième cas, vers le quatrième mois. On remarquera la rapidité avec laquelle la maladie marche vers une terminaison fatale, dans le premier groupe de cas, et, au contraire, la résistance qu'offrirent à la mort les enfants chez lesquels la péritonite suppurée s'était terminée par une issue du pus à travers les parois abdominales.

La guérison est assez fréquente dans la péritonite idiopathique des enfants; puisque nous l'avons observée 13 fois sur 25 cas; sur ce nombre, huit fois elle a été obtenue après ouverture spontanée de la cicatrice ombilicale, et évacuation du pus.

Dans ces derniers cas la guérison était annoncée par un amendement parallèle de tous les symptômes ; après une durée de huit à dix jours, on pouvait remarquer que le facies de l'enfant devenait meilleur, que le pouls se relevait, que les vomissements s'éloignaient pour disparaître ensuite et que le ballonnement du ventre diminuait en même temps que la douleur. Nous étudierons dans un chapitre spécial la terminaison par suppuration et par issue du pus à travers les parois abdominales.

Dans certains cas très-rares, il est vrai, la collection purulente intra-péritonéale, au lieu de s'évacuer par les parois abdominales, perfore l'intestin ; je n'en connais que deux observations chez les enfants, l'observation XXIV assez obscure d'ailleurs et que je n'aurais pas citée si je n'avais pu lui ajouter la suivante qui est un exemple incontestable de péritonite rhumatismale, terminée par suppuration avec issue du pus par le rectum.

Obs. XIV *bis*. — Rilliet et Barthez, t. III, p. 793.

« Une jeune fille de 15 à 16 ans est, à la suite de quelques prodromes, atteinte d'accidents péritonéaux (vives coliques, vomissements, alternatives de diarrhée et de constipation, tuméfaction du ventre, fièvre variable). Cet état aigu devient subaigu, puis chronique. Nous sommes appelé, au bout de deux mois, à examiner cette jeune fille; nous la trouvons dans un état de marasme très-avancé et avec la fièvre hectique. La poitrine est saine ; toute la maladie est concentrée dans l'abdomen, qui est tendu, rénitent, ovalaire, douloureux à la pression généralement et spontanément par intervalles. Les coliques sont très-vives et tout à fait analogues aux coliques intermittentes de la péritonite tuberculeuse ; de la dyspepsie et de la constipation complètent le tableau de la maladie. Tout semblait indiquer une phthisie péritonéale; cependant l'étude attentive des commémoratifs nous fit adopter une autre opinion.

« Ayant appris que cette jeune fille était née de parents rhumatisants et qu'elle même avait, à quelques années d'intervalles, été atteinte d'une contracture rhumatismale de l'extrémité inférieure droite et d'une pleurésie unilatérale développée sous l'influence des causes qui produisent les manifestations rhumatiques, nous pensâmes que la diathèse rhumatismale était la cause du mal. Pendant un mois les symptômes allèrent constamment en s'aggravant; la maigreur fit des progrès journaliers, la fièvre hectique se prononça de plus en plus, les coliques devinrent très-fréquentes et très-intenses. Alors nous commençâmes à sentir dans le bas-ventre, au niveau de la région hypogastrique, une tumeur comme serait une coque dure remplie de liquide. Cette tumeur s'accrut rapidement et finit par s'étendre dans toute la zone du ventre qui va d'une épine iliaque à l'autre. Il ne pouvait plus y avoir de doute, il s'était formé une vaste collection purulente. La diathèse s'était localisée et la fièvre hectique était une fièvre de suppuration. La suite a prouvé la justesse du diagnostic. La collection purulente s'est fait jour dans le rectum, et, après plusieurs semaines d'une convalescence difficile, la jeune fille a recouvré une excellente santé. »

DEUXIÈME PARTIE.

Terminaison par suppuration. — Évacuation du pus à travers la cicatrice ombilicale.

La péritonite suppurée peut se terminer par guérison, nous avons observé ce fait dans huit cas sur les 25 que nous citons de péritonite idiopathique. Dans ces cas, il y a eu issue du pus à travers la cicatrice ombilicale distendue sous forme de hernie ombilicale.

Mais nous devons nous poser une question préalable : ce pus que nous avons vu sortir par l'ombilic, provenait-il véritablement de la cavité péritonéale? Pour nous cela n'est pas douteux et voici quels sont nos arguments.

1° Dans aucun des cas de péritonite suppurée et ouverte à l'ombilic, on n'a trouvé cette induration périphérique qui se développe constamment autour des phlegmons en général et des phlegmons des parois abdominales en particulier; et cependant plusieurs de ces cas avaient été suivis avec le plus grand soin.

2° L'épanchement qui s'était fait jour par l'ombilic était bien intra-péritonéal, puisque dans un cas il en avait imposé pour un ascite et que la ponction avait été proposée (obs. de Cazaban, obs. 18); d'autre part, Marjolin et Bricheteau dans une même observation, Baizeau dans deux cas, Beonhardy dans un autre cas, avaient parfaitement constaté l'existence d'un épanchement intra-péritonéal (obs. 19, 20, 21, 22).

3° Dans un de ces cas (obs. 21) après l'évacuation du pus et la guérison de la fistule, l'ombilic resta affaibli à ce point qu'on dut appliquer un bandage herniaire, par crainte de la formation d'une hernie ombilicale; ce fait tendrait à montrer qu'après l'ouverture du péritoine, et la destruction de quelfibres de la ligne blanche ou plutôt de l'anneau ombilical, il est resté un orifice par lequel l'intestin pouvait facilement s'engager sous forme de hernie.

4° Chez la femme adulte, on s'explique parfaitement l'existence du phlegmon sous-péritonéal; cela tient à l'extension du phlegmon du ligament large, si souvent consécutif à un accouchement. Mais comment s'expliquer la production de ces mêmes phlegmons chez l'enfant dont les organes génitaux sont encore muets et ne sont exposés, pas plus que leurs annexes, à s'enflammer.

Cette raison jointe aux précédentes, m'engage à émettre cette opinion que le pus sortant par l'ombilic chez les enfants de la cavité péritonéale, provenait le siége d'un épanchement purulent dans les observations que je cite : mais pour pouvoir affirmer l'origine intra-péritonéale du liquide évacué par l'ombilic, il faut une autre condition, c'est que, avant l'évacuation, l'ombilic ait été distendu par le liquide en forme de hernie ombilicale : je dirai plus loin sur quoi je base cette manière de voir.

A certaines conditions, on peut donc dire que le pus évacué par l'ombilic provient de la cavité péritonéale.

Mais pour quelle raison le pus épanché dans le péritoine vient-il distendre, perforer l'ombilic et s'évacuer au dehors ?

J'ai voulu par quelques dissections faites sur les enfants de 2 à 15 ans, tenter de savoir s'il y avait dans cet âge des raisons anatomiques particulières capables d'expliquer cette singulière terminaison de la péritonite purulente.

J'ai disséqué avec soin la région ombilicale chez dix enfants âgés de 2 à 15 ans. Ce qui m'a d'abord frappé c'est la variété des dispositions du péritoine au niveau de la cicatrice ombilicale : tantôt le péritoine présente une surface plane à ce niveau, tantôt il offre une petite dépression, c'est le cas le plus rare : dans certains cas (quatre fois sur dix) le péritoine est adhérent à l'ombilic; dans les autres cas il est libre et peut-être facilement décollé.

Avant de décoller le péritoine au dessus de l'ombilic, on peut très-bien se rendre compte de l'existence ou de l'absence du fascia ombilicalis qui forme la paroi postérieure du canal ombilical de M. Richet. Dans quelques cas on ne trouve aucune trace de ce fascia, le péritoine n'est renforcé au niveau et au dessus de l'ombilic par aucune lamelle composée de fibres transversales de tissu conjonctif. C'est ce que j'ai constaté chez un enfant de deux ans. Dans le plus grand nombre de cas on ne trouve d'autre trace du fascia ombilicalis qu'une lamelle transversale de tissu fibreux qui renforcent le péritoine à quatre ou cinq centimètres au dessus de l'ombilic : cette lamelle n'adhère pas à l'aponévrose postérieur des muscles grands droits, et, par conséquent dans ces cas on ne peut même pas dire qu'il existe un canal ombilical partiel. J'ai rencontré cette disposition dans 7 cas sur 10.

Dans deux cas seulement, sur les dix dissections que j'ai faites, j'ai trouvé un canal ombilical complet et tel que M. Richet l'a décrit. Dans l'un de ces cas, il s'agissait d'un enfant de trois ans et dans l'autre d'un enfant de quatre ans.

Le péritoine une fois décollé est enlevé complètement ; on voit alors très-nettement les vestiges de la veine ombilicale de l'artère ombilicale, de l'ouraque qui viennent s'insérer sur le côté droit et sur la demi-circonférence inférieure de l'anneau ombilical ; en conséquence, il reste dans la partie gauche et supérieure de l'anneau ombilical une petite dépression, dans laquelle est logé généralement un petit peloton graisseux. C'est dans cette dépression que le péritoine vient se loger dans le cas où il est refoulé par l'intestin ou par le liquide ascitique. Quand une fois on a enlevé ce bouchon graisseux, on n'est plus séparé de la face externe de l'épiderme que par l'épaisseur de la cicatrice cutanée ombilicale.

Dans ce que l'on appelle la cicatrice ombilicale, quelques auteurs pensent qu'il entre les restes des vaisseaux ombilicaux. Cela n'est pas exact et M. le professeur Ch. Robin « a très-bien démontré que « les bouts cicatrisés et oblitérés des vaisseaux ombilicaux (artères, veine et ouraque) étant rétractés loin de l'anneau avant même leur cicatrisation il n'y a pas d'autre cicatrice à l'ombilic que celle tout extérieure de la peau. » (Gaz. méd. de Paris, 1861, p. 102.)

Des dissections que j'ai faites il résulte donc, qu'au niveau de l'ombilic, il n'y a entre la cavité péritonéale et la surface de la peau qu'une mince épaisseur de tissus : le péritoine qui d'ailleurs dans cet endroit est aussi épais que partout ailleurs, un bouchon graisseux remplissant la partie libre de l'anneau ombilical et enfin la peau.

Je crois donc pouvoir émettre les deux prépositions suivantes.

1° Chez le plus grand nombre des enfants, le fascia ombilicalis fait défaut ; il manque 8 fois sur 10 ; quand il existe partiellement, il n'est pas disposé de façon à renforcer le péritoine au niveau de l'ombilic et à le protéger aussi contre une cause de distension ou de rupture.

2° L'ombilic est une des parties les plus faibles de l'abdomen, celle qui résistera le moins à la distension par les liquides ou les intestins poussés au dehors par des efforts ; cette faiblesse relative ne tient pas comme l'avaient pensé Malgaigne et M. Féréol (thèse de 1859) à une épaisseur moindre du péritoine au niveau de l'ombilic, mais à ce que le péritoine manque en ce point d'aponévroses épaisses qui lui servent de charpente pour ainsi dire.

Une première conséquence de ces remarques, c'est la facilité avec laquelle les hernies ombilicales se produisent chez les enfants; en effet, dit M. le professeur Gosselin, « elles sont très-fréquentes parce qu'elles ont une cause prédisposante anatomique dans la conformation de l'anneau ombilical et dans les modifications qu'il doit éprouver après la chute du cordon. » (Hernies abdominales, p. 433.)

Les hernies ombilicales sont fréquentes parce que, comme le disait Astley Cooper, « l'ouverture ombilicale est si mal défendue que, si elle était placée à la partie inférieure de l'abdomen, personne ne pourrait éviter la hernie ombilicale. » (Œuvres d'Astley Cooper, trad. Richelot, p. 333.)

Mais ce n'est pas seulement par l'intestin que l'ombilic se laisse distendre si facilement; on connaît encore une autre espèce de hernie ombilicale qu'on a appelée hernie séreuse et qui est due à la distension de l'ombilic par la sérosité épanchée dans le péritoine. Dans le cas d'ascite, la hernie séreuse de l'ombilic est connue de tous les médecins, elle est signalée dans les auteurs classiques; mais personne ne s'est demandé comment se forment ces hernies.

S'agit-il d'une véritable hernie séreuse, c'est-à-dire d'un sac péritonéal rempli de liquide ascitique?

Est-ce au contraire une distension de l'ombilic par de la sérosité péritonéale échappée du péritoine à travers une éraillure de cette séreuse?

La hernie séreuse de l'ombilic est-elle précédée toujours d'une hernie intestinale dont le sac deshabité serait rempli par la sérosité ascitique?

La hernie séreuse peut-elle être suivie d'une hernie intestinale dans le cas ou l'épanchement ascitique vient à diminuer ou même à disparaître?

Ces questions restent sans réponse jusqu'à ce jour ; je veux en passant signaler un fait intéressant qui m'a donné l'idée de me poser ces questions et que j'ai observé dans la clinique de mon excellent maître M. le Dr Guyot.

Il s'agit d'un homme de 35 ans, très-vigoureux et qui entra dans les salles de M. Guyot avec une maladie de Bright, caractérisée surtout par de l'albuminurie, de l'œdème des membres inférieurs, des parois abdominales et une ascite peu considerable. L'ascite alla en augmentant ; l'ombilic fut distendu et le 12 mars 1876, on constata une hernie ombilicale intestinale (sonorité, réductibilité avec gargouillement) : notre homme n'avait jamais eu de hernie ombilicale, n'avait jamais porté de bandage. Pendant quelques temps on put observer cette hernie intestinale, mais le 3 avril 1876 l'intestin avait disparu et fait place à la sérosité péritonéale ; la hernie séreuse avait remplacé la hernie ombilicale et cela pendant que l'épanchement ascitique augmentait ; elle persistait encore le 20 avril quand le malade sortit sur sa demande.

Dans ce fait, la hernie ombilicale intestinale semble s'être produite la première à travers une ouverture ombilicale distendue, en même temps que toute la cavité abdominale par une ascite au début ; puis l'épanchement ascitique augmentant, l'intestin a gagné les régions supérieures de l'abdomen et le liquide ascitique est venu se loger dans le sac herniaire deshabité et former une hernie séreuse.

Je veux citer encore un fait destiné à montrer le mode de formation et la constitution de la hernie séreuse :

Obs. XV. — Kyste de l'ovaire gauche datant de cinq ans. Hernie ombilicale séreuse datant d'un an. Mort à la suite d'une péritonite. Autopsie et dissection de la hernie. (*Communiquée par notre collègue et ami Dussaussay.*)

Sicard (Catherine), 65 ans, journalière, entre le 21 avril 1876 salle Sainte-Joséphine, n° 17, hôpital Lariboisière, service de M. le Dr Millard.

Cette femme, très souffrante depuis quelque temps, entrait à l'hôpital pour une tumeur abdominale énorme dont elle faisait remonter le début avant 1870 ; cette tumeur, qui fut diagnostiquée kyste de l'ovaire, était compliquée d'un épanchement ascitique assez abondant.

La malade présentait en outre à l'ombilic une tumeur hémisphérique sur le sommet de laquelle on voyait la cicatrice ombilicale. Cette tumeur était molle, fluctuante et réductible sans gargouillement; la réduction faite, le doigt arrivait sur un anneau dur, donnant l'idée d'un orifice de communication entre la cavité péritonéale et la tumeur ombilicale. Cette tumeur fut considérée comme étant une hernie séreuse compliquant l'ascite ; la malade avait remarqué cette petite tumeur depuis plus d'un an ; elle n'avait pas eu de hernie ombilicale intestinale, mais avait été opérée en 1855 d'une hernie crurale gauche étranglée.

Quelques jours après son entrée à l'hôpital, la malade, très-fatiguée d'ailleurs, fut prise de péritonite et mourut le 2 mai 1876.

A l'autopsie, faite le lendemain, on constata un kyste multiloculaire de l'ovaire gauche, les traces d'une péritonite, et à l'ombilic l'existence d'une véritable hernie séreuse. La pièce fut enlevée et me fut communiquée par mon excellent collègue Dunaunay ; je pus la disséquer. Le péritoine avait été refoulé à travers l'anneau fibreux ombilical, et avait distendu l'ombilic en forme de hernie, d'un volume d'une grosse noix. Cette hernie avait un sac péritonéal, un contenu séreux et un orifice de communication, un collet véritable au niveau de l'anneau ombilical ; cet anneau avait un centimètre de diamètre environ. D'un point du pourtour de l'anneau ombilical partait une petite lamelle fibreuse qui allait s'insérer à la cicatrice ombilicale, et était recouverte par le péritoine. Cette bride faisait saillie dans le sac herniaire, et le séparait en deux parties communiquant librement entre elles. Au voisinage de la cicatrice ombilicale, le sac herniaire était très-mince et translucide.

Au pourtour de l'anneau ombilical, le péritoine était de couleur blanche légèrement opaline, notablement épaissi, adhérent sans être confondu, avec les aponévroses de la face postérieure des grands droits et la ligne blanche.

Au milieu de ces tissus épaissis, on ne retrouvait les restes ni de la veine, ni des artères ombilicales, ni de l'ouraque.

Je n'insisterai pas davantage et me contente] de faire remarquer que dans les cas d'épanchement ascitique considérable, l'ombilic se laisse facilement distendre et forme une hernie ombilicale séreuse.

L'ombilic est si bien l'endroit faible de la peau abdominale antérieure que, quand chez des enfants les vers intestinaux perforent les parois abdominales, c'est généralement vers l'ombilic qu'ils viennent sortir. M. Davaine, dans son traité des entozoaires, a consacré un chapitre spécial à cette singulière complication de la présence de vers dans l'intestin ; il en a réuni 48 cas ; les vers intestinaux avaient fait issue :

à l'ombilic, 19 fois.
a l'aine, 21 fois.
Dans d'autres parties, 7 fois.

Pour les d'issue par l'ombilic

15 sujets avaient moins de 15 ans.
4 sujets avaient plus de 15 ans.

Pour les cas d'issue par l'aine

2 sujets avaient moins de 15 ans.
19 sujets avaient plus de 15 ans.

« Ainsi généralement dit M. Davaine, les vers intestinaux sortent par l'ombilic chez les enfants, par l'aine chez les adultes.

Ces faits parlent d'eux mêmes ; la sortie des lombrics à travers les parois abdominales est en rapport avec le siége des hernies plus fréquentes à l'ombilic chez les enfants, à l'aine chez les adultes. (Traité des entozoaires, p. 192.)

Ainsi donc et pour me résumer, je dirai que l'ombilic est l'endroit faible de l'abdomen, par lequel tendront à s'échapper les liquides épanchés dans la cavité péritonéale, chez les enfants ; de là, la facile production des hernies intestinales, des hernies séreuses ; de là aussi pourra se déduire l'évacuation par l'ombilic du pus épanché dans la cavité péritonéale; carle us, comme la sérosité ascitique se dirigera vers l'endroit le plus faible, le plus mal protégé de parois abdominales, le distendra et le perforera pour s'échapper au-dehors.

Sur 25 cas de péritonite idiopathique dont je rapporte les observations, je compte huit cas dans lesquels le pus s'échappa par l'ombilic ou plutôt par l'ombilic préalablement distendu, proéminent en forme de hernie ombilicale.

Je crois même que le dernier caractère est pathognomonique et que, quand on verra une tumeur ombilicale de nouvelle formation s'ouvrir et donner écoulement à une quantité considérable de pus, on pourra presqu'à coup sûr, diagnostiquer une collection purulente intra-péritonéale.

Toujours est-il que dans la plupart des cas, que je cite, de péritonites suppurées ouvertes à l'ombilic, le pus s'est écoulé après distension préalable de l'ombilic.

Dans l'observation 16, cette tumeur ombilicale avait été prise pour une hernie (observ. personnelle.)

Même erreur, dans l'observat. 17 (Dr Vetu).

Dans l'observation 18, il est dit « bientôt cette cicatrice devint proéminente. »

Dans l'observation 19, Brichcteau notait que la peau de l'ombilic était amincie et faisait saillie ; il constatait une petite tumeur de l'ombilic.

Dans l'observation 20 « l'ombilic refoulé par le liquide formait une petite tumeur à l'extérieur » (Baizeau).

Dans l'observation 21 « l'ombilic devint à un certain moment proéminent, demi-transparent et rouge. » (Beonhardy.)

Dans l'observation 22 « on remarqua que l'ombilic refoulé en dehors par le liquide abdominal était gonflé rouge, très-animé à son centre. » (Baizeau).

Dans l'observation 23, West ne nota rien sur l'aspect de l'ombilic avant l'évacuation du pus.

Dans sept cas sur huit, on nota que l'ombilic était devenu proéminent, avait la forme d'une tumeur herniaire ombilicale.

Cette tumeur ombilicale est rouge, mâte, fluctuante et réductible dans l'abdomen ; quelquefois même et comme pour augmenter la difficulté du diagnostic avec la hernie ombilicale, cette réduction se fait avec gargouillement.

C'est ce qui arriva dans le cas cité en résumé par M. Bouchut à la Société de médecine pratique ; à la suite de la lecture de deux observations d'abcès des parois abdominales chez les enfants, observation recueillie par le Dr Corlieu (de Charly).

« Dans des cas semblables (à ceux cités par M. Corlieu), j'ai éprouvé plusieurs fois un grand embarras pour le diagnostic dit M. Bouchut ; en particulier pour une jeune fille qui avait certains symptômes de péritonite avec des douleurs tellement intenses qu'on ne pouvait pas toucher les parois abdominales. Des sangsues calmèrent ces douleurs ; mais une tumeur vint faire saillie à l'ombilic, cette tumeur qui se réduisait facilement, présentait alors un certain gargouillement qui nous fit penser à une hernie, mais la peau ne tarda pas à s'ulcérer et il s'écoula du pus en grande quantité.

» Je suis convaincu qu'il y a eu là une péritonite limitée avec suppuration, le gargouillement s'explique par un peu de pneumatose dans l'abdomen. L'enfant qui paraissait devoir guérir succomba tout à coup à une diarrhée. » (Gaz. hôp. 1861, p. 180.)

Pour expliquer ce gargouillement, M. Bouchut paraît penser qu'il y a eu dans le péritoine une production de gaz aux dépens de l'épanchement purulent, de la même façon qu'on observe ce développement de gaz, dans certains cas de pleurésie purulente ; ce gaz, en vertu de sa légéreté spécifique, aurait gagné les parties les plus élevées de l'abdomen, serait arrivé à l'ombilic et se serait mélangé au pus qui distendait cette cicatrice ; pendant les tentatives de réduction de la tumeur, le conflit du gaz et du pus aurait donné du gargouillement.

Mais ne pourrait-on pas expliquer autrement ce gargouillement et penser que, comme chez notre albuminurique, cité p. 51, il y a eu successivement production d'une hernie intestinale susceptible de donner du gargouillement, puis substitution d'une hernie purulente.

D'après ce qui précède, on pourrait donc admettre que l'ombilic chez l'enfant se laisse facilement distendre et peut être le siége d'une hernie intestinale, d'une hernie séreuse (ascite) ou d'une hernie purulente (péritonite suppurée).

Dans ce dernier cas, l'ombilic cède le plus souvent et laisse échapper le pus ; voyons donc comment se fait cette ouverture de l'ombilic, en quel endroit, à quel moment elle se fait, et ce qui résulte de cette évacuation du pus ?

Nous avons vu plus haut que quand la péritonite doit se terminer par suppuration, après une période aiguë dans laquelle on observe tous les symptômes les plus graves de cette maladie, il y a une période de rémission ; puis bientôt les symptômes de la suppuration se montrent, et, en même temps, le ventre augmente de volume et on constate de la matité et de la fluctuation remontant plus ou moins haut. Bientôt l'ombilic se distend, il devient proéminent, rouge, douloureux à la pression, et sur cette tumeur ombilicale douloureuse prise quelquefois pour une hernie, on applique un bandage herniaire, d'autres fois on applique des cataplasmes, un emplâtre sur cette tumeur parce qu'elle est douloureuse.

Au bout d'un temps plus ou moins long, et pour des raisons variables, un médecin enlève l'appareil, l'emplâtre ou le cataplasme, et aussitôt après il s'écoule par l'ombilic une quantité énorme de pus, Dans plusieurs de nos observations, les choses se passèrent ainsi ; c'est que dans ces cas là, il s'est fait sous l'appareil une petite eschare qu'on a enlevée avec l'appareil, ou bien le pus par son action ulcérative avait détruit complètement la peau, en ne laissant qu'une mince couche épidermique pour recouvrir la collection purulente.

L'ouverture de l'ombilic se fait généralement au centre de la tumeur ombilicale, sur sa partie la plus élevée, mais elle peut aussi se faire sur un point de sa périphérie, de telle sorte qu'après la guérison complète, l'orifice peut paraître situé en dehors de l'ombilic ; mais ce n'est là qu'une fausse apparence, et dans ce cas la tumeur ombilicale avait dépassé les limites de l'ombilic ; d'ailleurs c'est le cas le plus rare et je n'en trouve qu'une observation parmi celles que je cite, c'est celle d'Aldis; dans ce cas même, avant que la collection purulente s'ouvrît à côté de l'ombilic, il y avait eu distension de la cicatrice ombilicale (observ. 20). Dans un autre cas, rapporté par Albers (observ. 21), la collection purulente vint s'ouvrir à côté de l'ombilic, et non pas dans cette cicatrice ; dans ce cas, il s'agissait d'une péritonite circonscrite.

L'époque à laquelle se fait cette perforation spontanée de l'ombilic varie beaucoup ; dans un cas elle se fit au 12e jour (observ. 11), dans plusieurs autres cas elle ne se fit que deux mois après le moment où la péritonite avait éclaté (obs. 13, 15), dans la plupart des cas, elle se produisit du vingtième au trentième jour après le début de la maladie (observ. 14, 16, 17).

Aussitôt que la tumeur ombilicale est ouverte, il se fait généralement un jet puissant de pus, et la quantité du pus qui s'écoule immédiatement est toujours considérable, un, deux, trois litres. L'odeur de ce pus est variable ; tantôt il a l'odeur stercorale, insupportable, signalée par Dance et Velpeau comme appartenant au pus des abcès avoisinant les cavités naturelles accessibles à l'air ; tantôt ce pus n'a pas de mauvaise odeur. Il est difficile d'expliquer cette différence aussi grande dans deux cas semblables ; la même difficulté existe aussi pour expliquer pourquoi, suivant le cas, le pus des abcès des parois abdominales, est tantôt inodore, tantôt doué d'odeur stercorale. Le pus évacué par l'ombilic, dans la péritonite suppurée, est généralement phlegmoneux, bien lié, louable ; il est rarement séreux et floconneux, il n'a donc pas ce caractère que quelques auteurs croyaient spécial aux suppurations des séreuses (Bricheteau) ; nous savons d'ailleurs que la suppuration de certaines séreuses, de la plèvre par exemple, donne du pus bien lié et phlegmoneux, tandis que certains phlegmons suppurés donnent un pus séreux, mêlé de flocons fibrineux.

Aussitôt après l'évacuation de la collection péritonéale purulente, on voit généralement les enfants, revenir à la vie ; ils éprouvent un soulagement immédiat considérable, on voit cesser aussitôt la fièvre, les vomissements, les frissons qui s'étaient montrés de nouveau avec la suppuration; les douleurs abdominales vont en diminuant, le ventre qui était distendu et dur, reprend sa souplesse et son volume, l'appétit renaît.

Mais pendant quelque temps encore, la fistule purulente ombilicale donne du pus en quantité plus ou moins considérable, suivant les jours ; tantôt en effet le pansement est à peine humecté, tantôt il est complètement imbibé d'une quantité considérable de pus. Les choses vont ainsi pendant un temps plus ou moins long, puis la suppuration diminue de quantité et de caractère, elle devient séreuse et bientôt elle est complètement tarie.

La fistule ombilicale se ferme à ce moment ; entre le jour de la perforation de l'ombilic et le jour où la fistule se ferme il s'écoule un temps très-variable ; dans un cas, l'écoulement purulent fut tari en huit jours (obs. 13), dans un autre cas, la fistule ombilicale donna du pus pendant 7 mois 1[2 (obs. 15) ; le plus communément, il faut un mois pour obtenir la guérison complète, l'oblitération de la fistule.

Même avant ce moment, l'enfant a pu se lever et marcher; dans un seul cas seulement, on à étudié l'attitude de l'enfant au lit et son attitude pendant la marche ; au lit elle se tenait assise et dormait dans cette situation, le tronc un peu incurvé en avant; debout cette enfant marchait sans douleur, mais à la condition de fléchir le tronc en avant. Le décubitus horizontal, la station verticale étaient douloureux pour cette enfant, probablement à cause de l'existence de brides péritonéales. Après que la fistule ombilicale se fut fermée, l'enfant conserva pendant quelques jours cette attitude vicieuse, mais elle l'avait tout à fait corrigée, quand elle sortit pour aller en convalescence à Epinay (obs. XVI).

Si dans la plupart des cas, la guérison a suivi l'évacuation du pus des péritonites suppurées, il est certains cas, où les enfants sont morts, malgré cette circonstance si heureuse d'habitude. Sur 10 cas de péritonite purulente avec issue du pus par l'ombilic, il y a eu huit guérisons et deux morts; dans un de ces deux derniers cas, il s'agissait d'un enfant de un an qui avait été antérieurement atteint d'une scarlatine, suivie d'une ascite; dans un second cas, dont le diagnostic n'est pas nettement établi, on trouva à l'autopsie des perforations intestinales multiples, en même temps qu'une perforation de la paroi abdominale à l'ombilic.

Dans certains cas, la mort peut arriver même avant qu'il y ait eu perforation des parois abdominales, c'est ce qui arriva dans le cas cité par Albers (obs. 12).

Enfin, nous avons cité un certain nombre de péritonites suppurées terminées par la mort, sans qu'on ait trouvé à l'autopsie aucune trace d'une tendance à la perforation des parois abdominales.

Mais dans les cas où la perforation s'est faite, la péritonite avait-elle donc quelque chose de spécial, et à quelle cause attribuer cette perforation?

Un médecin qui, dans la Gazette médicale de Paris (1848) commente l'observation d'Aldis (obs. 25) se demande s'il ne faudrait pas attribuer cette perforation, en partie au décubitus des enfants, en partie à ce que, dans certains cas, l'inflammation péritonéale porte davantage sur le feuillet pariétal que sur le feuillet viscéral du péritoine.

M. Féréol, dans sa thèse (1859) a émis une autre opinion: il pense qu'il peut y avoir une variété perforante de péritonite et voici sur quelles raisons il appuie cette idée.

Dans certains cas « c'est le caractère même de la péritonite de tendre à la perforation, et l'évolution se fait dans ce sens, de même que dans d'autres cas, elle se fait dans le sens d'une purulence générale métastique et que, dans d'autre cas encore, elle tend à emporter le malade sans même laisser de lésions apparentes. En un mot, il y a là, ce me semble une variété de péritonite qu'on pourrait appeler perforante et qui se distingue des autres par ses symptômes, sa marche aussi bien que par sa terminaison, en sorte qu'avant que la perforation se fasse, on pourra, à l'aide d'une observation attentive et minutieuse, reconnaître qu'elle se prépare. » (Th. Feréol, p. 38, Paris 1859).

Pour être autorisé à admettre la péritonite perforante, il faudrait démontrer qu'il existe une péritonite qui a des symptômes particuliers, une marche spéciale et une terminaison constante par perforation ; chez les enfants, je n'ai rien trouvé de particulier dans les symptômes, la marche de la péritonite terminée par suppuration et évacuation du pus à travers les parois abdominales perforées. Et d'ailleurs dit-on qu'il y a une pleurésie purulente à forme perforante, parce que, dans certains cas, la pleurésie purulente se termine par une perforalion des parois thoraciques. Je pense donc que dans la péritonite purulente comme dans la pleurésie purulente, la perforation des parois de la cavité séreuse suppurée ne témoigne qu'une chose, c'est l'effort, la tendance naturelle vers la guérison ; un abcès du tissu cellulaire tend à s'ouvrir à la peau en perforant les couches de cette membrane, un abcès pleural ou péritonéal tendra à la guérison, et pour cela il perforera les parois abdominales ou thoraciques.

Observations de péritonites idiopathiques suppurées et ouvertes à l'ombilic.

Obs. XVI. — Péritonite idiopathique suppurée chez une petite fille de quatre ans.— Distension de la cicatrice ombilicale par le pus, vers la dixième jour. Diagnostic de hernie ombilicale et application d'une pelote. Évacuation au douzième jour d'un litre et demi de pus par l'ombilic. Suppuration pendant un mois. Guérison. (Observation personnelle recueillie dans le service de M. le Dr Triboulet).

Meyer (Marie), 6 ans 1|2, entrée le 29 avril 1874, à l'hôpital Sainte-Eugénie, salle Sainte-Marguerite, n° 2. Cette enfant, née à Paris de parents parisiens, a été élevée au sein de sa mère ; elle a eu à l'âge de 4 ans 1|2 une rougeole, à la suite de laquelle elle aurait eu la scarlatine et aurait conservé une toux revenant de temps en temps.

L'enfant jouissait d'une très-bonne santé et fréquentait une école quand, sans cause connue, elle tomba sérieusement malade le 18 avril. Au début, douleurs de ventre, vomissements incessants durant 24 heures (ils ne se sont pas reproduits) ; jusqu'à 10 selles diarrhéiques par jour, sans traces de sang ni de pus ; cette diarrhée n'a jamais entièrement disparu jusqu'à l'entrée de la malade à l'hôpital. En même temps, l'enfant était en proie à une fièvre très-ardente, et poussait à intervalles assez rapprochés des cris aigus. L'enfant se tenait complètement immobile dans son lit, et ne supportait pas le moindre mouvement. Comme traitement, cataplasmes sur le ventre, tisane d'orge.

Les choses allèrent ainsi jusqu'au 26 avril ; à ce moment, on s'aperçut que l'ombilic était soulevé sous forme d'une petite tumeur.

Le 28 avril, le médecin traitant diagnostiqua une hernie ombilicale et envoya l'enfant à l'hôpital avec ce diagnostic.

L'enfant fut admise dans les salles de chirurgie, à l'hôpital Sainte-Eugénie. On considéra la tumeur ombilicale comme une hernie, et on appliqua sur l'ombilic une petite pelote formée de rondelles d'amadou destinées à tenir réduite la hernie et fixée sur l'ombilic par une ceinture en diachylon.

Comme cette enfant présentait, en outre, des signes d'une affection thoracique, elle fut envoyée dans la salle de M. le Dr Triboulet, le 29 avril dernier.

N'ayant pas de renseignements sur les antécédents de cette malade, je dirigeai plutôt mon attention sur les symptômes thoraciques qu'elle pouvait offrir.

Elle avait le facies tout à fait péritonéal, les yeux excavés, les traits étirés. Sa respiration était fréquente, R. = 32; à chaque instant elle était prise d'une petite toux évidemment très-pénible. L'auscultation et la percussion pratiquées des deux côtés de la poitrine, ne me permirent de constater que des frottements pleuraux à la base droite et en avant. Le pouls était petit, P. = 140; la peau modérément chaude, T. = 37° 7.

Le 30 avril matin, l'enfant avait le facies péritonéal, le fond du teint subictérique, la langue était rouge, dépouillée de son épithélium.

Ayant eu connaissance des antécédents par la mère de l'enfant, M. Triboulet fit enlever l'appareil placé la veille sur la prétendue hernie ombilicale; la pelote d'amadou était à peine enlevée, qu'il jaillit de l'ombilic un jet de pus jaunâtre, bien lié, inodore; il s'en écoula une grande quantité, environ 1 litre et demi.

L'écoulement achevé, on put constater que la cicatrice ombilicale avait été distendue sous forme d'une tumeur violacée et indurée à son pourtour, et sur cette tumeur, un peu en haut, on apercevait le petit orifice par où s'était écoulé le pus.

Le ventre n'est pas douloureux à la pression, les parois abdominales ne présentent pas d'induration, comme il s'en fait autour des phlegmons sous-péritonéaux ou des phlegmons des parois abdominales.

Le foie et la rate occupent leur situation normale et présentent leur volume habituel.

Aucune douleur, aucune tuméfaction dans les fosses iliaques.

L'enfant a eu hier et cette nuit quatre selles diarrhéiques, mais elle n'a eu ni nausées, ni vomissements, ni hoquet.

Respiration fréquente R. = 44; la malade est tourmentée par une petite toux sèche, fréquente, fatigante, qui a les caractères de la toux diaphragmatique.

La sonorité de la poitrine est partout normale; le murmure respiratoire s'entend partout, excepté en avant, à droite et tout à fait à la base, où on perçoit quelques frottements pleuraux.

Le pouls est à 109 pulsations; T. = 37°.

Pas d'albumine dans les urines.

Traitement. — Lait, bouillons; lame d'ouate assujettie autour du ventre par un bandage de corps; potion avec 20 grammes de rhum.

30 avril soir. — Le facies est meilleur que ce matin; l'enfant demande à manger; elle n'a pas vomi, a eu une selle diarrhéique, sans trace de pus. Le pus s'écoule par la fistule ombilicale en quantité modérée; pas de ballonnement ni de douleur du ventre. Toujours la même toux sèche. P. = 136; T. 37.

1er mai matin. — Facies plus coloré qu'hier, mais encore grippé.

Ecoulement de pus en petite quantité par la fistule ombilicale ; la sœur du service a remarqué hier que le pus trouvé sur le pansement avait une odeur stercorale ; il ne présente rien de semblable ce matin. Deux selles en diarrhée dans la journée d'hier.

A la base du poumon droit et en avant, on entend ce matin encore des frottements pleuraux.

Peau fraîche ; pouls plus fort.

1er mai soir. — P. = 136 ; T. 37,9.

Langue toujours rouge et dépouillée ; appétit modéré ; pas de vomissements ; à la levée de l'appareil, écoulement d'une grande quantité de pus.

Le ventre est toujours indolent et l'enfant demande à se lever.

2 mai soir. — T. = 37,4 ; P. 132.

La malade a passé une bonne journée. Elle a mangé d'un bon appétit ; aucune induration des parois abdominales ; examen de la cavité et des viscères abdominaux. On ne trouve rien de particulier ; le ventre n'est toujours ni ballonné ni douloureux. L'écoulement du pus est beaucoup moindre qu'hier et réduit à très peu de chose. On entend toujours des frottements pleuraux à la base droite, et l'enfant a toujours sa toux sèche et comme diaphragmatique.

Le 3 mai il s'écoule par la plaie une quantité considérable de pus. L'état du ventre reste le même ; on ne sent aucune induration dans l'épaisseur des parois abdominales. Etat général bon.

Le 4 mai matin, la malade demande à manger ; la diarrhée a cessé, la fistule tend à se fermer.

Toux un peu plus grasse, moins pénible ; frottements pleuraux à la base droite, en avant.

Facies toujours grippé. Pas de fièvre, T. 36 5.

Le 5 mai, quelques douleurs de ventre ; écoulement de liquide séro-sanguinolent peu abondant.

Le 6 mai, l'enfant a passé une bonne journée ; c'est à peine si les pièces de pansement sont imbibées de pus. Ventre peu douloureux à la pression, partout souple et sonore. L'enfant est assise dans son lit, le corps courbé un peu en avant, et c'est dans cette position qu'elle dort le plus volontiers ; le décubitus dorsal lui est pénible. Plus de frottements pleuraux ; toux sèche par intervalles éloignés. Toujours pas de fièvre ; T. = 36,8.

Le 7 matin, très-bon état de l'enfant ; autour de l'ombilic, induration circulaire de la dimension d'une pièce de 5 francs, mais il n'y a ni gonflement ni rougeur de la peau, ni douleur à la pression.

L'enfant conserve sa position, le corps courbé en avant.

Le 8 au soir, on trouve le pansement imbibé d'une grande quantité de pus ; la malade avait pris un bain pendant la journée.

L'enfant a mangé avec appétit, n'a ni douleur de ventre ni diarrhée.

Toux sèche peu fréquente. T. = 38,2.

Le 9 au soir, le pansement est levé, et trouvé imbibé d'une quantité considérable de liquide séro-purulent, brunâtre, inodore, en grande quantité.

Très-bonne journée ; appétit, apyrexie complète. T. = 37,5.

Le 10 matin, l'écoulement de pus mêlé d'un peu de sang a été assez abondant, tout en l'étant moins qu'hier. Pas de douleurs de ventre, pas de diarrhée.

Le 11 mai soir. L'enfant a été levée aujourd'hui pendant une heure et demie ; elle se tenait le tronc fortement incurvé en avant.

Le pansement est enlevé, et il s'écoule une faible quantité de liquide séro-sanguinolent.

L'induration péri-ombilicale a beaucoup diminué.

Appétit satisfaisant ; apyréxie.

La toux a complètement cessé ; on ne trouve plus à la base du poumon droit ni frottement, ni râles.

A partir de ce jour, l'enfant reste levée tous les jours pendant plusieurs heures ; elle marche toujours le tronc un peu incurvé en avant.

Le 15 matin, le pus s'écoule de nouveau en grande quantité. Bain tous les deux jours.

Les jours suivants, l'écoulement du pus domine en même temps qu'il change de nature ; il devient séro-purulent; puis séro-sanguinolent, et enfin il est complétement tari le 20 mai.

L'enfant continue à se lever, tout en conservant la même démarche ; elle mange avec appétit, et n'a plus ni fièvre, ni toux.

Les jours suivants, l'incurvation du tronc en avant diminue de plus en plus, et le 1er juin l'enfant est envoyée en convalescence à Epinay ; elle est complètement guérie. Sa fistule ombilicale est fermée, le ventre est souple, et nulle part on ne trouve d'induration des parois abdominales, ni de trace de la collection purulente du péritoine. La malade ne souffre plus du tout du ventre. Elle marche dès à présent le corps dans la rectitude parfaite. L'orifice de la fistule, presque imperceptible, se voit à 5 millimètres environ du centre de la cicatrice ombilicale, par conséquent dans les limites de l'ombilic.

Obs. XVII.— Abcès ouvert à l'ombilic à la suite d'une entéro-péritonite aiguë, et pris d'abord pour une hernie ombilicale (Analyse d'une observation publiée par le Dr Vetu, dans le *Journal de médecine, chirurgie, pharmacie et médecine vétérinaire* de la Côte d'Or, 1846.

Il s'agissait d'une petite fille de 4 ans, convalescente d'une entéro-péritonite aiguë, et chez laquelle une tumeur de la grosseur d'une aveline se montra à l'ombilic dans la journée du 14 mai. Cette tumeur était molle et élastique, sans changement de couleur à la peau, indolente, dépressible, au point de disparaître complètement sous la pression du doigt qui circonscrivait parfaitement le pourtour de l'anneau, mais, dès qu'on la suspendait, la tumeur se reproduisait en suivant le doigt, à mesure qu'on le retirait. Si la malade criait ou toussait, elle surgissait, devenait saillante, et faisait éprouver ce choc que l'on considère comme un des signes caractéristiques des hernies abdominales.

Le ventre, examiné et percuté, ne présentait rien d'anormal sous le rapport du volume et de la sonorité ; l'état général paraissait d'ailleurs satisfaisant. Le Dr Vetu diagnostiqua sans hésiter une hernie ombilicale, dont il se rendait d'autant mieux compte que, pendant le cours de sa péritonite, l'enfant n'avait cessé de pousser des cris aigus, et qu'à la faiblesse générale de la petite malade, on pouvait encore ajouter la faiblesse relative des parois abdominales macérées par des applications répétées de cataplasmes et de fomentations. Au reste, M. Vetu conseilla aux parents de surveiller cette tumeur, espérant qu'elle disparaîtrait avec les causes qui l'avaient produite ; mais il n'en fut pas ainsi. Le 18 mai, la tumeur avait grossi ; elle offrait le volume d'une noix allongée ; elle était luisante, très-tendue, un peu sensible, d'ailleurs toujours susceptible de rentrer facilement et en totalité dans la cavité abdominale, comme aussi de se reproduire immédiatement dès qu'on cessait de la comprimer. M. Vetu n'apercevait rien d'extraordinaire dans l'aspect du ventre, et comme on lui dit que l'enfant avait beaucoup crié dans la nuit précédente, il s'expliqua ainsi le changement survenu dans la tumeur, et persista dans son premier jugement. Il appliqua, en conséquence, le bandage de Menière, composé d'une longue bandelette de diachylon. Or, le 22 mai, cinq jours après cette application, M. Vetu, mandé en toute hâte auprès de cet enfant, ne fut pas peu surpris de la trouver littéralement baignée dans le pus, pus crémeux, bien lié et parfaitement louable. Il enleva promptement le bandage ; la tumeur avait disparu ; un flot de pus s'écoula par l'anneau ombilical, et M. Vetu ne croit pas exagérer en portant à un litre et demi ou deux litres la quantité du liquide qui sortit de l'abdomen.

Quand le pus eut cessé de couler, M. Vetu examina l'ombilic. Il offrait une ouverture qui pouvait admettre l'extrêmité du doigt; il n'y avait aucune trace de hernie ; au bout de 10 jours, l'anneau était complètement fermé, et la malade en convalescence.

Obs. XVIII—Abcès abdominal (péritonite suppurée) simulant une ascite. Ouverture spontanée par le nombril. Guérison. (Çazaban, *Journal de chirurgie* de Malgaigne, T. 3.)

« Marianne (Prince), âgée de 5 ans, d'une faible constitution, fut atteinte vers le mois d'août 1844 de tranchées suivies de vains efforts pour aller à la selle, et pour ne rendre que des mucosités sanguinolentes. Le pouls était fréquent, petit, la langue rouge, la peau sèche, le bas ventre douloureux à la pression. Besoins fréquents d'aller à la garde-robe avec ténesme. A ces symptômes, on reconnaît une dysentérie. Prescription : application de sangsues, cataplasmes émollients, petits lavements avec une décoction de pavots, tisane de riz pour boisson.

« Sous l'influence de ces moyens, continués pendant 10 jours, les symptômes dysentériques disparaissent, mais l'abdomen restait douloureux et rénitent, la fièvre persistait.

« Bien que l'enfant semblât moins souffrir, j'étais loin de croire à une amélioration ; le ventre restait dur et tendu. Aussi, je crus devoir insister sur les embrocations anodines et sur les cataplasmes.

Malgré ce traitement, suivi pendant une partie du mois de septembre, la malade maigrissait, le ventre continuait à se distendre, le son en était mât. Alors je me mis à même de reconnaître s'il y avait fluctuation ; en effet, je crus la sentir, mais elle devint de jour en jour plus sensible. A ces signes, je crus pouvoir diagnostiquer un épanchement dans la cavité péritonéale, suite d'une phlegmasie ; je remplaçai les cataplasmes par des onctions mercurielles.

« Dans le mois d'octobre, le ventre augmente de volume en prenant une forme ovoïde ; quand la malade était assise, c'était l'hypogastre et les flancs qui proéminaient le plus. Pas de changement de couleur à la peau, pas d'œdème ni à l'abdomen ni aux membres inférieurs ; la respiration ne paraît pas gênée, pas de soif. Comme la peau semblait ne plus pouvoir céder à la distension, j'annonçai aux parents qu'une ponction serait préalablement nécessaire. Comme il n'y avait pas de dyspnée, je pensai différer encore.

« Cinq ou six jours ne s'étaient pas écoulés, que le nombril et son pourtour donnèrent le signe d'une inflammation érysipélato-phlegmoneuse. Bientôt cette cicatrice devint proéminente, et enfin, à la levée d'un cataplasme, on vit jaillir par l'ombilic plus de 4 litres de pus blanc jaunâtre, crémeux, sans odeur. La surprise des parents fut grande, et je dois avouer que la mienne ne l'était pas moins. Après la sortie du pus, l'abdomen s'affaissa et resta douloureux à la pression ; je fis cesser les cataplasmes.

« Huit jours plus tard, l'ouverture de l'abcès était parfaitement cicatrisée, la fièvre avait cessé, l'enfant accusait de l'appétit et entrait en pleine convalescence.

« Un mois plus tard, je revis la petite malade; la guérison ne s'était pas démentie un seul instant. Marianne Prince avait repris de l'embonpoint, elle marchait et il ne lui restait de cette grave maladie qu'une sorte de hernie occupant toute l'étendue de la ligne blanche, interrompue seulement vers le nombril. Cette hernie a entièrement disparu.

Obs. XIX.—Vaste abcès à l'abdomen, qui simulait une péritonite aiguë, et qui s'est fait jour au dehors par l'ombilic. (Bricheteau, *Archives de médecine* 1839, p. 435. Résumé.

Une jeune personne, âgée de 17 ans, d'une constitution lymphatique, est prise subitement, le 17 mai 1839, de douleurs de péritonite.

« Le ventre était si sensible qu'il ne pouvait supporter le contact des mains dans aucune de ses parties; la peau était d'ailleurs à peine chaude, et le pouls médiocrement accéléré; il y avait des vomissements bilieux très-fréquents, beaucoup d'anxiété, mais la figure n'était pas très-altérée. Des saignées générales et locales, des bains prolongés apaisèrent les souffrances, et la malade sembla entrer en convalescence; mais 8 ou 10 jours après, les douleurs abdominales reparurent avec du ballonnement et de la tension; la malade ne peut plus s'asseoir et reste continuellement couchée sur le côté droit; les vomissements se reproduisent; il s'y ajoute de la diarrhée, une soif vive, beaucoup de châleur à la peau avec des redoublements de fièvre dans la journée et dans la nuit. Un traitement antiphlogistique énergique, de nouveau mis en vigueur, est suivi d'un peu de rémission ; mais les vomissements et la fièvre ne cessent pas entièrement; le ventre est ballonné et sonore du côté gauche seulement, la malade restant continuellement couchée sur le côté droit; la constipation succède au dévoemeint.

Vers le dix-huitième jour de la maladie, il se manifesta une douleur pleurétique au côté droit, en même temps une petite toux sèche, sans expectoration; il y avait un peu de matité du côté droit, on y entendait faiblement la respiration. Un vésicatoire, appliqué sur le point douloureux, fit rapidement disparaître la douleur.

Le 1er juin, M. Marjolin, appelé en consultation, avait cru découvrir de la fluctuation et avait diagnostiqué un épanchement abdominal, suite de péritonite, qu'il était disposé à rattacher à des tubercules.

Le 12, Bricheteau notait que la peau de l'ombilic est amincie et fait saillie; depuis l'apparition de cette petite tumeur de l'ombilic (qui d'ailleurs était très-douloureuse), la sensibilité du ventre était notablement diminuée.

Le 14 juin, en enlevant le cataplasme qui recouvrait l'ombilic, un jet de pus s'élance de la tumeur ombilicale; ce jet fournit une énorme quantité de pus qui fut évaluée à plusieurs cuvettes. Cette matière purulente était épaisse, consistante, sans odeur, et ne ressemblait en rien au pus séreux des péritonites.

Cette suppuration continue en grand abondance dans les premiers jours; le trajet fistuleux se ferme, se rouvre, et enfin s'oblitère définitivement au bout de quinze jours.

La malade conserva longtemps encore des troubles digestifs (nausées, vomissements), et ne fut guérie qu'après un séjour de trois mois à la campagne. Elle en revint bien portante au mois d'octobre.

Remarques. — J'ai lu avec attention cette observation de Bricheteau dont je rapporte le résumé fait par M. Féréol; je suis arrivé à cette conviction que Bricheteau et Marjolin ont eu affaire dans ce cas à une péritonite idiopathique suppurée et guérie par évacuation du pus à travers l'ombilic; il est visible que ces auteurs, qui avaient admis la péritonite pendant toute la durée de la maladie, n'ont renoncé au diagnostic que quand ils l'ont vu se se terminer par une guérison parfaite; on dirait qu'il leur ait répugné d'admettre la guérison comme possible dans le cas de péritonite suppurée. Je suis heureux d'appuyer mon opinion sur celle de MM. Hardy et Béhier qui pensent que l'observation publiée par Bricheteau comme un exemple d'abcès sous-péritonéal leur semble être une observation de véritable péritonite purulente circonscrite.

Dans sa thèse, M. Féréol admet aussi que l'observation en question est bien une péritonite purulente.

Obs. XX. — Péritonite purulente. Rupture spontanée de l'ombilic. Abcès parotidien.— Pleurésie purulente. Guérison. (Dr Baizeau. *Archives de médecine* 1875.)

Le nommé Ver..., enfant de troupe au 2e régiment de zouaves, âgé de 12 ans, de bonne santé et d'une forte constitution, éprouve au commencement du mois de février 1868 du malaise, de l'inappétence, et tout à coup le ventre devient douloureux et la fièvre se déclare. Je le vois le 13 février, et je constate une péritonite aiguë généralisée. Le ventre est volumineux, ballonné, d'une sensibilité excessive, ne supportant pas la moindre pression, surtout vers l'hypogastre; le visage est altéré, l'artère radiale bat 110 pulsations, la peau est brûlante, la soif vive, les vomissements incessants. Malgré une agitation extrême, le petit malade, condamné à fléchir les cuisses sur le ventre, conserve le décubitus dorsal. Le diagnostic n'offrait aucune difficulté, mais je ne savais à quelle cause attribuer cete inflammation; il n'y avait eu aucune violence extérieure, et rien ne démontrait qu'il y eût eu une perforation intestinale. 20 sangsues sont appliquées sur le ventre et remplacées par des fomentations émollientes, et je prescris un julep avec 10 gouttes de laudanum et de la limonade gazeuse. Le lendemain, les douleurs abdominales étaient moins vives à l'hypogastre, mais avaient augmenté au-dessus de l'ombilic. Même état général, fièvre, vomissements. Nouvelle application de sangsues disséminées à la région sus-ombilicale, formentation, potion laudanisée, etc.

Le 15, ii y eu une légère amélioration; le ventre est toujours distendu, mais un peu moins sensible à la pression; le pouls est à 100 pulsations, plus relevé et plus souple; les vomissements ont cessé. Pas de garde-robes depuis deux jours. Mêmes prescriptions, moins les lancements; lavement huileux.

Jusqu'au 18, pas de changement sensible; dans l'après-midi, une douleur intense se développe dans l'hypochondre droit avec irradiation dans l'épaule corespondante et le cou. Le malade pousse des cris, tant les souffrances sont vives; les vomissements reparaissent, et le pouls monte à 115. Il y a eu probablement quelque imprudence commise par le malade. Une troisième application de sangsues apaise la douleur, qui cependant persiste sérieusement pendant plusieurs jours. Tout semblait présager une guérison prochaine, lorsqu'il se déclara une pleuro-pneumonie à droite, point de côté intense au niveau du mamelon droit, toux violente, crachats sanguinolents de couleur de gelée d'abricots, matité en arrière, dans la moitié inférieure de la poitrine, râles crépitants, pouls plein à 100 pulsations; une potion éméticée, à 20 centigrammes, est prise par cuillerée d'heure en heure; tisane pectorale, cataplasme opiacé sur le côté.

Cette nouvelle affection va progressivement, en s'amendant sous l'influence du traitement. Toutefois, il reste de la matité, et l'œgophonie se prononce de plus en plus. Le poumon est dégagé, mais l'épanchement a augmenté, malgré l'application de plusieurs vésicatoires. Le pouls, toujours fréquents, s'accélère le soir, la peau est sèche et chaude, et les fonctions digestives se font régulièrement et permettent d'alimenter le malade.

Le 15 mars, une douleur se déclare tout à coup dans la région parotidienne droite, et est suivie d'un vaste abcès parotidien qu'il faut ouvrir.

Le 20 mars, les douleurs de ventre se réveillent sans cause appréciable, et il fut bientôt facile de constater une collection abondante de liquide dans le péritoine. Il y avait donc à la fois épanchement pleurétique et addominal. L'ombilic, refoulé par le liquide, formait une petite tumeur à l'extérieur; le 2 avril, elle se rompit, et des flots de pus verdâtre, mêlé de grumeaux épais, inondèrent le lit. On peut évaluer à plusieurs litres le liquide qui s'écoula immédiatement du ventre.

Le malade fut d'abord effrayé par cet accident, mais il en éprouva du soulagement par suite de l'affaissement de l'abdomen; les jours suivants, l'écoulement continua. J'en favorisai la sortie en pressant dans tous les sens les parois abdominales à chaque pansement, et remarquant que le pus s'altérait, je plaçai à demeure un tube à drainage, que j'enfonçai jusque dans le petit bassin, et à l'aide duquel je fis, matin et soir, des injections avec de l'eau tiède.

Presqu'en même temps, il se forma au-dessous du mamelon droit, dans le cinquième espace intercostal, une tumeur fluctuante que je ponctionnai le 10 avril. Il en sortit une grande quantité de pus, et une sonde ayant aété substituée au trois-quarts, elle pénétra de 5 centimètres dans la plèvre, où je la laissai. Des injections, d'abord émollientes, puis iodées, furent faites comme pour le ventre.

Il se produisit une amélioration très-notable; le pouls, jusque-là fréquent, descendit à 70 pulsations ; la chaleur de la peau disparut, et la suppuration diminua dans les deux cavités.

Vers la fin du mois de mai, la fistule thoracique était formée.

Le 21 juin, survint une vive douleur à l'épaule droite, s'irradiant au cou et à la poitrine, et s'accompagnant de fièvre intense. Au bout de quelques jours, la cicatrice laissée par la fistule thoracique se souleva, et il se forma une tumeur fluctuante qui, ponctionnée, livra issue à un pus séreux très-abondant. Un tube à drainage fut remis dans la place, et on revint aux injections iodées. Dès les premiers jours de juillet, l'enfant se levait et se promenait, ses deux tubes n'étaient pas encore enlevés. Celui de la poitrine ne fut supprimé que le 1er octobre, et celui de l'abdomen le 20 décembre ; les deux fistules se fermèrent immédiatement après.

La respiration était redevenue normale, le ventre souple et aplati, et les adhérences intestinales ne gênaient nullement le mouvement du corps.

Obs. XXI. — Péritonite purulente. Issue du pus par la cicatrice ombilicale.— Persistance d'une hernie ombilicale. Guérison. (Dr Beonhardy. *Brit. and for. med. Review*, t. XIV, p. 549.)

Un enfant de 5 ans, au cours d'une bonne santé, présenta, le 4 janvier, les symptômes d'une fièvre catarrhale.

Le 6. La maladie prit un aspect plus sérieux, et les signes d'une péritonite se montrèrent. Un traitement actif (saignées locales, calomel à l'intérieur, onctions mercurielles) fut suivi d'une diminution notable des symptômes, mais non d'une guérison complète ; il restait un peu de fièvre, l'abdomen était toujours douloureux et très-distendu ; la percussion prouvait que cette distension n'était pas due à la présence de l'air dans les intestins, mais bien à un épanchement de liquide. Aucun traitement ne put être employé, l'enfant refusant obstinément de rien avaler ; l'état s'aggravait de jour en jour.

Le 22. L'ombilic devint proéminent, demi-transparent et rouge. Le jour suivant, la tumeur atteignit le volume d'un œuf de poule, et, à travers la peau amincie, on sentait distinctement la présence d'un liquide.

Le 25. La tumeur se rompit et il s'en échappa, sous la forme d'un jet de la grosseur d'une plume d'oie, un liquide semi-purulent en quantité égale à une bouteille et demie ; il en sortit autant peu à peu le jour suivant. L'abdomen était sensible, et les symptômes fébriles ne diminuaient pas ; mais l'enfant consentait à prendre de petites doses de calomel, qui furent continuées jusqu'au 12 février. L'état de la malade commença à s'améliorer, mais la fistule abdominale persistait et donnait issue à une petite quantité de liquide. Le Dr Beonhardy attendit jusqu'en septembre, et alors il appliqua des compresses graduées et un bandage élastique. En quinze jours la fistule se ferma, mais l'enfant dut continuer à porter le bandage de la hernie ombilicale, la destruction du tissu cellulaire qui ferme l'ombilic favorisant la production d'une hernie.

Obs. XXII. — Péritonite purulente. Ouverture spontanée de l'ombilic. Guérison. (Dr Baizeau. *Arch. méd.* 1875.)

Le sujet de cette observation est une jeune fille âgée de 10 ans, bien constituée et n'ayant jamais eu d'affections sérieuses. Dans les derniers mois qui précédèrent sa maladie, elle était restée renfermée, passant sa vie auprès de ses parents, qui étaient souffrants, lui donnaient peu de distraction et la faisaient sortir assez rarement.

Le 31 mai 1872, elle fut prise de douleurs du ventre très-intenses, avec accompagnement de nausées et de vomissements. L'œil était enfoncé, les traits tirés, le pouls petit et rapide. Le médecin qui fut appelé auprès d'elle ordonna une potion calmante; la nuit fut très-mauvaise. Il y eut quelques selles liquides et quelques crampes dans les jambes; on crut à une cholérine.

Le lendemain, à neuf heures du matin, les vomissements, fréquents pendant la nuit, se suspendirent, et la malade commença à se plaindre d'un mal de tête qui devint de plus en plus violent et s'accompagna de délire. Les accidents furent combattus par des applications d'eau glacée, des antispasmodiques et quelques sangsues mises à l'épigastre. Les troubles cérébraux firent oublier, pendant quelque temps, le mal de l'abdomen. Le délire disparut au bout de quatre à cinq jours, mais la fièvre continua, la peau resta chaude, la soif vive et la langue saburrale. Le ventre, toujours douloureux, se détendit, et l'on constata bientôt que le péritoine contenait une certaine quantité de liquide. La fluctuation occupait les parties déclives, remontant dans les flancs et la région hypogastrique. Les jours suivants, la douleur se fit principalement sentir dans l'hypochondre droit, ce qui fit penser à une complication du côté du foie. Du calomel, des cataplasmes arrosés de laudanum n'amenèrent qu'une légère diminution des accidents, et l'enfant se plaignait continuellement d'éprouver des suffocations et des palpitations. Elle était triste, agitée, pleurant sans cause, passant ses nuits sans sommeil. Plusieurs vésicatoires, appliqués sur le ventre, ne changèrent rien à son développement et aux douleurs dont il était le siége. Au contraire, l'abdomen augmenta, faisant contraste aux membres, profondément amaigris.

Cette situation se prolongea un mois sans amélioration ; les troubles digestifs devinrent de plus en plus prononcés ; très-fréquemment il y avait des vomissements bilieux et de la diarrhée ; les quelques aliments légers offerts à la malade la fatiguaient et passaient avec peine. On avait mis, je ne sais trop pourquoi, sur l'abdomen, une emplâtre de Vigo qui recouvrait l'ombilic. On le retira dès les premiers jours de juillet, pour satisfaire l'enfant qui ressentait des élancements et une vive douleur dans cette région. En l'enlevant, on remarqua que l'ombilic, refoulé en dehors par le liquide abdominal, était gonflé, rouge et très-animé à son centre. Le lendemain, il s'ouvrit spontanément et donna issue à quatre litres environ d'un liquide purulent, peu épais, de couleur verdâtre. L'écoulement continua dans la soirée et les jours suivants en grande abondance ; dès ce moment, la petite malade fut soulagée, le sommeil revint, elle reprit de l'appétit, et l'on s'applaudissait de cet heureux changement, mais ce mieux ne fut que momentané. La fièvre, qui avait un instant diminué, augmenta ; les nuits devinrent mauvaises et les digestions aussi difficiles qu'auparavant. C'est le 14 juillet que je fus appelé en consultation.

Je trouvai cette enfant très-amaigrie, d'une grande faiblesse, avec une fièvre continue ; le ventre était volumineux, distendu ; en pressant sur la paroi antérieure, on faisait sortir du pus grisâtre, mal lié, très-odorant, mélangé de larges stries verdâtres paraissant provenir de la région hépatique.

Cette matière verte, qui était en assez grande quantité, renfermait, en effet, de la biliverdine ; elle disparut après quelques jours. L'abdomen était sensible, et la petite malade accusait de temps à autre de douleurs assez vives. Le pus, sécrété en abondance par le péritoine, ne s'écoulait qu'incomplètement en dehors ; la plus grande partie séjournait dans cette cavité, entretenait la fièvre et la phlegmasie abdominale tout en infectant peu à peu l'économie.

Je pensai donc que la première indication à remplir était de faciliter l'écoulement du pus à l'extérieur et d'agir comme je l'avais fait chez le jeune Ver..... Mais l'ouverture ombilicale se trouvait trop étroite pour introduire des tubes à drainage d'un calibre suffisant.

Je dus d'abord dilater cet orifice avec des sondes en caoutchouc, et le troisième jour, je plaçai et laissai à demeure un drain du volume d'une plume d'oie, que j'enfonçai à une profondeur de 15 centimètres. Des injections furent faites matin et soir avec de l'eau tiède, et il fut facile de m'assurer que le liquide pénétrait dans toute l'étendue du ventre. Presque sur-le-champ, il se produisit un changement très-favorable dans l'état général et du côté du péritoine; la fièvre cessa, l'activité d'estomac se réveilla, et l'enfant, jusque-là chagrine et abattue, reprit un peu de gaîté; l'abdomen devint plus souple, moins douloureux, s'aplatit, la suppuration perdit son odeur et diminua très-rapidement de quantité.

Au commencement du mois d'août, Mlle Ph... se leva et fit quelques pas d'abord courbée en avant, et trois semaines après elle avait repris assez de forces pour marcher avec aisance en se tenant droite. La suppuration était tarie et j'enlevai le tube à drainage le 28 août. A trois jours de là, l'ombilic était fermé. La jeune malade n'avait pas recouvré tout son emboinpoint, mais son état général s'était considérablement amélioré. Le ventre avait repris toute sa souplesse et son aspect primitif. La sensibilité anormale avait complètement disparu; les fonctions digestives s'accomplissaient régulièrement. Vers le 15 septembre, elle quitta Alger pour se rendre à Paris, où elle continua, à l'aide d'un régime convenable et des toniques, à reprendre ses forces et à achever sa convalescence.

Obs. XXIII. — Péritonite purulente consécutive à une scarlatine chez une enfant de 8 mois. Issue du pus par l'ombilic. Pleurésie purulente. Mort. (West. *Traité des maladies des enfants*, p. 141.)

Une petite fille bien portante fut atteinte de la scarlatine à l'âge de 8 mois; l'éruption n'était pas grave, mais, après sa disparition, l'enfant ne recouvra pas sa santé antérieure et continua à rester agitée et fiévreuse; quelquefois elle vomissait et les paupières étaient souvent un peu enflées. Quinze jours après l'appartion de l'éruption, elle eut un ou deux violents accès de convulsions, mais celles-ci cessèrent après l'incision des gencives et ne parurent, en aucune façon, avoir de rapport avec la maladie suivante. Elle resta mal portante jusqu'à l'âge de 10 mois 1/2, époque à laquelle la mère nota, outre de la bouffissure des paupières, une enflure des jambes et de l'abdomen, ce qui la décida à recourir à mes soins, alors que l'enfant était âgée de 11 mois 1/2.

Il y avait un œdème très-prononcé des jambes; on percevait distinctement la fluctuation à travers les parois abdominales; les urines étaient rares et fortement altérées. En trois semaines à peu près, son état s'était considérablement amélioré; la sécrétion urinaire était devenue plus abondante et la circonférence de l'abdomen était de 4 centimètres environ moindre qu'auparavant. Une attaque de convulsions survint alors sans aucune cause apparente, ne fut suivi d'aucun autre symptôme cérébral et ne se reproduisit pas. Après une nouvelle semaine, un écoulement de matière séro-purulente se fit par l'ombilic et continua pendant plusieurs jours dans la proportion d'un quart à une demi-pinte chaque jour (150 à 200 gr.). Cet écoulement fut plutôt suivi d'une amélioration que d'un affaissement de la santé; mais après une durée de onze jours, la fièvre et la dyspnée se montrèrent soudainement, avec matité à la percussion du côté droit de la poitrine et absence du murmure respiratoire en avant. L'écoulement cessa pendant toute une semaine, alors que les symptômes thoraciques étaient dans toute leur intensité, et se reproduisit encore, mais en faible quantité. L'enfant, à partir de cette époque, devint plus faible, plus maigre et tomba en étisie; aucun symptôme nouveau ne se montra jusqu'au moment où elle fut saisie d'une faiblesse, allant presque jusqu'à la syncope. Elle se ranima pourtant sous l'influence de l'usage des stimulants; mais, quarante-huit heures plus tard, la faiblesse revenait et se terminait par la mort sans apparence de convulsions, juste cinq mois et demi après la scarlatine et deux mois et demi après que l'enfant avait été confiée à mes soins.

A l'autopsie, on trouva une pleurésie du côté droit, un épanchement d'environ 180 grammes de pus dans la plèvre droite et une péritonite avec 1 litre 1|4 du même liquide dans l'abdomen; on pouvait suivre le trajet fistuleux à travers lequel le liquide s'était échappé vers l'ombilic.

Obs. XXIV. — Abcès de l'ombilic. Gangrène et perforation intestinale. Péritonite généralisée. Mort. (Bull. soc. anat., 1872. Dr Martin).

L. Louise, 7 ans, entrée le 27 décembre 1871, à l'hôpital Sainte-Eugénie, morte le 28 février 1872.

« Cette enfant, au dire de sa mère, tousse depuis un an et a depuis trois mois une grosseur siégeant au niveau de l'ombilic. De temps en temps, douleurs excessives arrachant des cris à l'enfant.

» A l'entrée le 27 décembre, on constate une tumeur occupant tout le péritoine de l'ombilic, tumeur molle, fluctuante, accompagnée de rougeur, des téguments, l'enfant présente en outre des accidents de péritonite qui cèdent en peu de jours.

» Dans le courant de janvier l'enfant présente des alternatives de mieux et de moins bien; dans les moments de calme lorsque le ventre est peu douloureux et peu ballonné, on sent à la palpation un épaississement des parois abdominales profondes, épaississement marqué surtout à droite de l'ombilic. A la percussion submatité dans les mêmes points. Pendant les poussées inflammatoires, durant de 2 à 3 jours, l'enfant accuse de la douleur surtout au niveau de la région ombilicale et dans le flanc droit. Par intervalles, aussi la tumeur donne issue à quelques gouttes d'un liquide séro-purulent présentant une odeur stercorale très-marquée.

Le 13. Ballonnement considérable du ventre, douleur très-vive à la pression, vomissements verdâtres, porracés, fièvre vive, T. 39, P. 140.

Les vomissements et tous les autres accidents de péritonite persistent, accompagnés cependant de diarrhée et de selles verdâtres, pendant 3 jours.

Le 16. On constate l'issue d'un liquide séro-purulent à odeur stercorale, par un petit orifice situé immédiatement au-dessous de l'ombilic.

Le 17 et 18 l'abondance de l'écoulement augmente.

Le 19. L'enfant rend par le rectum du pus de même nature que celui qui s'écoule de l'ombilic.

Le 21, elle rend par la plaie quelques matières fécales demi-solides, des matières de même nature sont rendues par les selles, le pourtour de la plaie commence à se sphacéler.

Le 23, les matières rendues sont moins dures et ressemblent à des matières fécaloïdes, les vomissements continuent.

Le 24, le sphacèle de la plaie augmente, la langue est fuligineuse, les extrémités refroidies.

Le 25, il se forme au niveau de l'ombilic une eschare qui s'élimine.

Le 27, les matières fécales sont rendues en totalité par la plaie. L'enfant maigrit, tombe dans un état adynamique très-prononcé et meurt le 28 février dans l'après-midi, après avoir présenté depuis 3 jours un abaissement considérable dans la température rectale.

Autopsie, 48 heures après la mort.

Les poumons, le cœur sont sains.

La portion des téguments sphacélés, au niveau de l'ombilic, est de la dimension d'une pièce de 5 francs. Les organes contenus dans la cavité abdominale sont tous réunis par le péritoine épaissi et des fausses membranes. Le péritoine adhère intimement aux parois abdominales surtout au niveau du flanc droit; les muscles eux-mêmes sont ramollis et présentent dans leur intérieur des cavités pleines de pus concret.

Foie volumineux occupant tout l'épigastre où il proémine ; son bord gauche est relié à la rate par des adhérences péritonéales. La face inférieure adhère plus intimement encore avec les anses intestinales dont il est difficile de la séparer. A la coupe il est jaune, piqueté de rouge, ferme, onctueux. Au microscope granulations graisseuses très-abondantes et gouttelettes de graisse libres remplaçant presqu'en totalité les cellules hépatiques.

Les anses intestinales, intimement unies entre elles, forment un énorme paquet proéminent surtout à la partie médiane de l'abdomen. Elles sont réunies par des fausses membranes et l'épiploon fortement épaissi, et présentent entre elles des cavités de pus crêmeux bien lié. Quelques-unes, près de l'ouverture ombilicale, sont en rapport avec des portions d'épiploon sphacélé et une bouillie noirâtre et fétide. En les séparant avec soin, on observe une première perforation siégeant à 60 centimètres environ du pylore, et paraissant communiquer avec d'autres portions d'intestin sphacélées et sans rapport direct avec l'ouverture cutanée. Cette perforation, dont les bords sont noirs et sphacélés dans une étendue limitée, est ovale à grand diamètre longitudinal. La muqueuse paraît saine à quelque distance de la perforation et dans l'intestin grêle. Au du niveau cæcum, muqueuse injectée boursoufflée, ramollie. A quelques centimètres au-dessus du cæcum, on observe une portion du côlon ascendant adhérant assez faiblement à l'ouverture cutanée de l'ombilic, beaucoup plus à l'épiploon épaiesi. Cette portion de 20 centimètres environ de longueur présente un épaissement notable de ses parois, une muqueuse grisâtre, tâchetée de points noirs, épaissie et ramollie. Elle présente outre cela six perforations de forme variable occupant toute l'épaisseur de l'intestin, tapissées par des bords sphacélés, noirâtres, en rapport avec des portions d'épiloon sphacélées. La plus volumineuse de ces perforations à 6 centimètres, environ de longueur occupe les deux tiers de la circonférence de l'intestin. Les autres légèrement allongées dans le sens de la longueur de l'intestin sont moins étendue, quoique présentant encore 3 à 5 centimètres d'étendue. La muqueuse du côlon transverse et descendant est légèrement épaissie, mais présente des altérations peu considérables en somme.

Obs. XXV. — Péritonite avec épanchementp urulent.— Évacuation spontanée du pus à travers les parois abdominales. Guérison. (Dr Aldis. *Gazette médicale de Paris*, 1848, p. 733.)

Une petite fille âgée de 7 ans et 4 mois, fut visitée par l'auteur le 5 juin 1846. L'enfant était couchée sur le côté droit, la face émaciée et tirée ; attitude anxieuse; amaigrissement considérable des membres ; urines rares. Abdomen distendu avec saillie de l'ombilic et fluctuation manifeste, il existe une petite tumeur à parois très-minces, vers le milieu de l'espace situé entre le rebord costal et l'ombilic du côté droit.

Environ onze semaines auparavant, l'enfant avait été prise de frissons suivis de chaleur et de vomissements avec douleur dans l'abdomen.

Le jour suivant, il y eut délire; environ 4 semaines plus tard, la tuméfaction abdominale fut observée pour la première fois. Le Dr Lewis examina le ventre avec soin, il n'existait ni dureté, ni développement du foie, ni d'aucun autre viscère. Les parties situées autour de la petite tumeur étaient molles et dépressibles ; elle même ne paraissait avoir aucune connexion avec les intestins. Les selles ne contenaient jamais de pus; le ventre avait 31 pouces de circonférence.

Le 1er juin, le Dr Pridié ordonna une potion composée de 3 drachmes (5 grammes) d'esprit d'éther nitrique, de 2 scrupules de carbonate de magnésie (2 grammes 50) et de 2 onces de mixture camphrée; une cuillerée à bouche toutes les heures.

Ce moyen fut continué les jours suivants et on appliqua un cataplasme sur la tumeur, les urines devinrent un peu plus abondantes.

Le 7 juin, une ouverture se forma spontanément sur la tumeur, et donna issue à 2 litres 80 de matière purulente et l'abdomen s'affaissa en proportion ; il resta cependant gonflé et on continua à y percevoir de la fluctuation. Le développement était uniforme, on ne sentait aucune tumeur interne. L'enfant se plaignait de douleurs dans les hanches ; l'urine était assez abondante et limpide, un peu de toux.

L'esprit d'éther nitrique fut continué, ou y joignit des pillules de scille et de calomel.

Les jours suivants, le pus continua de couler ;

Le 12 juin, le ventre était tout à fait aplati.

La maladie n'offrit plus dès lors que des incidents d'un intérêt médiocre, en présence de la circonstance principale. Nous nous contenterons de dire que l'enfant visitée pour la dernière fois le 30 septembre, était parfaitement bien portante. L'abdomen ne mesurait plus que 20 pouces de circonférence au niveau de la région ombilicale. La plaie était fermée par une cicatrice solide.

DIAGNOSTIC.

Nous avons vu comment débute la péritonite idiopathique, je veux rappeler en quelques mots le début de la marche de la péritonite avant de traiter la question du diagnostic de la péritonite idiopathique. Un enfant de bonne constitution et jouissant d'une excellente santé est pris brusquement au milieu de ses jeux et de ses études, d'une douleur abdominale. Après quelques jours pendant lesquels le malade présente une inappétence absolue, des douleurs abdominales, est devenu complétement apathique, on voit la douleur du ventre devenir tout à coup plus intense, les frissons survenir et la fièvre s'allumer; bientôt des nausées, des vomissements quelquefois incessants tourmentent le malade en même temps que les traits s'altèrent et prennent le caractère grippé de la péritonite; les extrémités se refroidissent, le pouls devient fréquent et misérable.

Avec un début aussi rapide, chez un enfant en bonne santé on ne s'arrêtera pas longtemps à l'idée d'une péritonite tuberculeuse, dont le début est bien différent et survient dans des conditions absolument opposées.

On écartera bien vite aussi l'idée d'une péritonite par perforation; dans ce cas, les symptômes de la péritonite débutent brusquement, violemment et atteignent immédiatement leur plus grande intensité, au lieu que dans la péritonite idiopathique, il y a généralement une période prodromique plus ou moins longue, mais le plus généralement de 2 à 3 jours de durée; De plus, la péritonite par perforation survient le plus souvent dans le cours ou dans la convalescence d'une maladie ulcéreuse de l'intestin (dysentérie, fièvre typhoïde, ulcération du rectum ou de son appendice).

L'entérite aiguë primitive pourrait être confondue avec la péritonite idiopathique, parce que chez les enfants, les plus jeunes surtout, l'entérite aiguë s'accompagne de fièvre, de vomissements, de douleurs abdominales très-vives. Un premier caractère peut servir à diagnostiquer ces deux affections c'est que, dans l'entérite aiguë, les vomissements ne se prolongent pas autant que dans la péritonite; mais ce qui distinguera surtout ces deux affections, c'est l'étude de l'ensemble du malade, de son aspect extérieur et des signes généraux qu'il présente ; ainsi, tandis que dans la péritonite le facies est pâle, grippé, profondément altéré, les yeux enfoncés dans l'orbite, tandis que le pouls est petit, fréquent, misérable, et les extrémités froides; dans l'entérite au contraire le facies est assez coloré, jamais grippé, la peau est souvent assez chaude et moite, le pouls fréquent mais encore fort et la fièvre peu intense. De plus, le ventre n'est jamais dans l'entérite autant et aussitôt ballonné que dans la péritonite.

Le diagnostic devient souvent plus difficile, quand il s'agit d'une entérite secondaire fébrile.

Un enfant a été atteint de rougeole, de pneumonie, de fièvre typhoïde, de scarlatine, de variole. A une époque variable après le début de la maladie primitive cet enfant est pris de symptômes abdominaux graves, c'est-à-dire de vomissements bilieux abondants, de diarrhée fréquente et copieuse, de tension et de développement de l'abdomen et d'une sensibilité exagérée de l'abdomen; il s'agit d'une entérite secondaire fébrile, mais dont le début peut parfaitement en imposer pour celui d'une péritonite ; mais dans le cas d'entérite il manquera les caractères typiques de la péritonite, l'intensité de la douleur, le développement rapide et considérable du ventre, la petitesse du pouls, le refroidissement des extrémités et l'aspect grippé de la face ; dans l'entérïte, on peut constater quelquefois l'altération des traits, mais seulement endant les crises de coliques.

Une péritonite idiopathique qui débute assez brusquement au milieu de la pleine santé est bien faite pour en imposer au médecin et lui laisser croire à un étranglement interne causé par une invagination ou par une lésion organique. On ne peut guère trouver que des nuances dans les différences que présentent les symptômes communs à ces deux maladies (vomissements, douleur, constipation, fièvre). Dans certains cas, même en l'absence d'autopsie, MM. Rilliet et Barthez sont restés hésitants entre un étranglement interne et une péritonite. Il y a cependant deux symptômes qui peuvent établir assez solidement le diagnostic : l'enfant qui présente les symptômes énoncés plus haut a-t-il des vomissements stercoraux? Le diagnostic étranglement interne doit être adopté. L'enfant a-t-il de la diarrhée : on admettra une péritonite.

Il semble difficile de confondre une péritonite idiopathique au début avec une fiévre typhoïde, cependant l'erreur fut commise au grand détriment du malade; dans l'observation XI, cette erreur de diagnostic causa une déviation du traitement, dont la mort fut la conséquence.

Dans la fièvre typhoïde au début, les vomissements existent rarement, et quand ils existent, ils ne sont pas répétés, incessants comme dans la péritonite. Les douleurs abdominales ne sont pas étendues à tout l'abdomen, provoquées par la pression la plus superficielle, par les inspirations profondes. les mouvements, les déplacements; elles existent surtout dans les fosses iliaques et reviennent par coliques dans le trajet du tube intestinal.

La diarrhée est la règle dans la fièvre typhoïde, l'exception dans la péritonite au début.

Le pouls peut servir au diagnostic par ses caractères ; dans la fièvre typhoïde, il n'est plus petit et serré comme dans la péritonite, mais le plus souvent bisferiens, dicrote.

Dans le cas de péritonite idiopathique, le médecin est exposé à des erreurs bien curieuses : en effet, quelquefois en même temps que les vomisssements, la fièvre, surviennent des phénomènes cérébraux graves qui masquent la douleur abdominale et les autres symptômes abdominaux : on sait la sympathie qui existe, chez les enfants surtout, entre les organes abdominaux et l'encéphale ; c'est cette sympathie qui explique pourquoi, dans le cas de péritonite, on peut voir les enfants tomber dans le subdélire et même dans un délire bruyant, pousser des cris plaintifs, répétés et rappelant ceux à qui on a donné le nom de cris hydrencéphatiques ; dans ces mêmes cas la respiration est entrecoupée, irrégulière, à cause de la douleur que causent les mouvements du diaphragme ; si j'ajoute à cela que quelquefois il éclate des convulsions, j'aurai suffisamment indiqué les causes d'erreur que le médecin peut rencontrer dans l'examen de cas semblables. Les convulsions du début, les vomissements, les cris, le délire et les troubles de la respiration se réunissent pour détourner l'attention du médecin et lui faire croire à ue affection cérébrale ou méningée, alors qu'il est en face d'une péritonite. Cette erreur fut commise dans un cas dont Duparcque fait mention dans son mémoire et que je rapporte dans ma thèse (Obs. 3). Dans ce cas comme dans une foule d'autres, il suffit le plus souvent de se rappeler la possibilité d'une erreur pour éviter de la commettre : mais il y a des éléments excellents de diagnostic ; ce sont l'examen du ventre, l'examen du facies, le pouls avec ses caractères, et le mode de début de l'affection

Une affection méningitique tuberculeuse le plus souvent chez l'enfant ne débute pas brusquement au milieu d'une belle santé. Le facies est pâle, mais n'est pas grippé dans les affections méningitiques ; le ventre est quelquefois rétracté, mais n'est jamais ballonné comme dans la péritonite et surtout jamais dès le début de la maladie ; dans la méningite, le pouls souvent irrégulier, n'a pas les mêmes caractères que dans la péritonite ; enfin l'examen des pupilles pourra renseigner sur l'existence d'une affection méningitique ou cérébrale.

Il nous reste à établir le diagnostic entre deux affections

très-voisines qui se compliquent quelquefois l'une par l'autre et dont l'une, le phlegmon des parois abdominales, a été admise par quelques auteurs à l'exclusion de l'autre, la péritonite.

Ce diagnostic peut se poser dans quatre conditions différentes.

1° Un enfant est pris de douleurs abdominales violentes, de vomissements, de fièvre etc., a-t-il une péritonite ou un phlegmon des parois abdominales, un phlegmon sous-péritonéal?

Je note d'abord que le phlegmon sous-péritonéal est très-rare chez l'enfant, pour une raison bien simple, c'est que, il ne peut être, comme chez la femme, le résultat de la propagation d'une inflammation des annexes génitaux (phlegmon du ligament large, etc.). Les douleurs abdominales offrent, suivant M. Bernutz, des dissemblances très-marquées dans le cas de phlegmon et de péritonite. « Plus limitées d'abord, les douleurs du phlegmon restent toujours plus circonscrites, présentent dans une partie limitée un maximun d'intensité, et de ce point comme d'un ceutre, partent des élancements pénibles, intermittents, qui s'irradient dans le reste de l'abdomen. Le retour de ces douleurs passagères, le plus souvent spontané, peut aussi être provoqué par une pression des mouvements ou des vomissements. « Cette douleur, dit M. Chassaignac, a quelque chose de fixe et de circonscrit qui fait corps avec les parois abdominales (Traité de la supuration, t. II, p, 356). »

La douleur de la péritonite est plus intense, plus superficielle, étendue à toute la surface des parois abdominales.

Dans le phlegmon des parois abdominales, « les vomissements, ainsi que les nausées, n'acquièrent que très-exceptionnellement l'extrême fréquence de ceux qu'on observe dans la péritonite (Bernutz) »; les nausées et les vomissements, très-rares chez les adultes, paraissent l'être encore davantage chez les enfants, puisque dans les deux observations que je cite, il est dit très-explicitement qu'il n'y eut aucun vomissement.

Dans lesphlegmons, les parois abdominales offrent une rétraction persistante prononcée qui contraste avec le ballonnement observé dans le péritoine.

Enfin, et ce sont là les signes dont il faut tenir grand compte, on n'observe pas dans le phlegmon sous-péritonéal ou des parois abnominales l'altération des traits, ni la dépresssion profonde du pouls qu'on observe dans la péritonite.

Je cite ici deux observations dephlegmon sous-péritonéaux chez les enfants ; elles pourront servir de point de comparaison avec celles de péritonites suppurées que j'ai citées plus haut.

Obs. XXVI. — Phlegmon sous-péritonéal de la paroi abdominale antérieure, sans cause appréciable. Ouverture au-dessous de l'ombilic. Guérison rapide. (Thèse de Vaussy, Paris, 1875, p. 25.)

Chapelain (Charles), âgé de 11 ans, entre le 26 octobre à l'hôpital Sainte-Eugénie, salle Saint-Joseph, n° 24, dans le service de M. Cadet de Gassicourt.

Il y a environ trois mois, cet enfant avait quitté le service, où il était entré quelques semaines auparavant, pour se faire soigner d'une bronchite suspecte ; il va passer les mois d'août et septembre à la campagne et rentre dans sa famille au commencement d'octobre, assez bien portant pour retourner en classe. Il était de retour chez ses parents depuis huit jours, lorsqu'il fut pris tout à coup d'un malaise très-prononcé avec fièvre et inappétence ; en même temps une douleur extrêmement vive se manifeste dans la région hypogastrique ; elle augmente dans l'inspiration, la toux et le moindre effort ; tantôt cette douleur se généralise dans toute l'étendue des parois abdominales. Ce n'est qu'au bout de deux jours que les parents s'aperçurent que leur enfant a le *ventre dur et volumineux dans toute la région située au-dessous de l'ombilic.*

Le 26 octobre, l'enfant entre à l'hôpital ; il éprouve toujours un grand malaise, a de la fièvre et manque d'appétit.

Il n'a jamais eu *ni frisson, ni vomissements.*

A l'inspection du ventre, on trouve *une tumeur s'étendant depuis l'ombilic jusqu'au pubis ;* elle sépare la ligne médiane à gauche de 5 centimètres, et s'étend à droite jusqu'à la crête iliaque d'une part.

et jusqu'au ligament de Fallope d'autre part. Cette tumeur est dure, résistante, peut-être fluctuante, mais tellement douloureuse que l'exploration en est rendue presque impossible ; elle rappelle la forme de la vessie distendue par l'urine. Le cathétérisme est pratiqué. La coloration de la peau est normale, pas la moindre rougeur, pas d'adénie. Repos au lit, cataplasmes laudanisés.

Le 27, même état. Le ventre est toujours très-douloureux ; le toucher rectal n'apprend rien. L'enfant a eu deux selles diarrhéiques dans la journée. On diagnostique *un phlegmon sous-péritonéal de la paroi antérieure de l'abdomen.*

Il est impossible de remonter à la cause de ce phlegmon ; l'enfant n'a pas éprouvé d'accidents du côté du ventre, il n'a pas eu de fièvre typhoïde, pas pris de purgatif violent, pas reçu de coup sur le ventre. Il était de retour de la campagne et bien portant, quand, il y a trois jours, il fut pris de malaise et d'une douleur fixe et très-vive dans le bas-ventre.

Le 28, la région hypogastrique est toujours très-douloureuse, la tumeur paraît fluctuante ; un petit point rouge de la grandeur d'une pièce de 50 centimes *apparaît immédiatement au-dessous de l'ombilic* et sur la ligne médiane. On continue les cataplasmes.

Le 29, le point rouge qui était apparu la veille s'est élargi et s'est soulevé ; il forme une petite tumeur de la grosseur d'une cerise. La fluctuation est évidente et même la rupture spontanée paraît prochaine. Une petite incision est faite avec le bistouri et il s'écoule une quantité énorme de pus assez mal lié, mêlé d'un peu de sang et horriblement fétide, sans avoir toutefois l'odeur stercorale.

Un stylet est introduit dans la plaie avec de grands ménagements ; il pénètre perpendiculairement à une profondeur de 4 centimètres, mais on ne peut le faire avancer obliquement, soit en bas, soit sur les parties latérales.

Du reste, on n'insiste pas sur cette exploration, à cause des dangers qu'elle présente.

Le 30, le pus a coulé toute la journée en assez grande abondance ; il est toujours très-fétide et n'est pas mélangé de manières stercorales. Dans la journée, l'enfant a été calme ; les douleurs sont beaucoup moins vives ; il a un peu mangé ; sommeil bon. A la palpation, l'abdomen est souple à gauche ; il est un peu résistant au doigt au niveau de la ligne blanche, et présente un empâtement très-manifeste, accompagné de douleurs assez vives à la pression. Cet empâtement commence au niveau de l'ombilic en haut ; on fait dans le foyer des injections détersives, avec de l'eau phéniquée.

Le 31, l'écoulement est toujours très-fétide et très-abondant. L'état général est bon. On continue les injections.

Le 5 novembre, l'écoulement du pus a beaucoup diminué ; l'enfan continue à aller beaucoup mieux, il se lève ; le ventre n'est plus douloureux ; l'appétit est revenu ; pas de diarrhée.

Le 8, un petit suintement purulent se fait encore par l'ombilic ; à l'auscultation de la poitrine, on ne trouve pas de signe de tubercules.

Le 11. La fistule sous-ombilicale est complétement cicatrisée ; l'enfant quitte l'hôpital guéri.

Obs. XXVII. — Phlegmon profond des parois abdominales. Symptômes dysentériques intéressants. Plusieurs rechutes. Suppuration à ouvertures de l'abcès en dehors de l'ombilic. Guérison definitive. (Dr Dumas, médecin à l'hôpital de Cette, thèse de Vaussy).

L. Na., âgé de 11 ans, ressent tout à coup, après avoir pris un grand nombre de bains de mer, une douleur dans le ventre et la région iliaque droite : cette douleur devenant de plus en plus vive et s'accompagnant de fièvre, l'oblige à s'aliter au commencement du mois d'août 1860.

Repos. Cataplasmes. L'examen du ventre révèle une *tumeur* qui paraît située derrière les parois abominales et faire corps avec elles. Elle est aplatie, un peu irrégulière, mate à la percussion, douloureuse au palper, et siégeant dans l'espace circonscrit par la ligne blanche, la branche horizontale des pubis, l'os des îles et une ligne fictive passant à 4 centimètres au-dessous de l'ombilic. La peau qui la recouvre est normale, mobile, à peine un peu soulevée ; ce côté du ventre paraît, à l'œil nu, un peu plus saillant que l'autre. Il est le siége de douleurs pulsatives et lanciuantes très-vives, que la moindre pression et le plus léger mouvement exaspèrent. En même temps, fièvre assez forte, peau chaude et sèche, nausées, soif, inappétence, pas de selles ; décubitus dorsal, mémbres inférieurs habituellement semi-fléchis, facies exprimant la souffrance, insomnie, agitation la nuit.

Deux ans auparavant, à la suite de bains de mer fréquents et trop prolongés, l'enfant avait déjà présenté le même cortége de symptômes, moins intenses, toutefois, et qui avaient cédé à une médication antiphlogistique. Comme la première fois, on applique une douzaine de sangsues.

14 août. L'état reste le même, malgré l'application des sangsues. Frictions mercurielles belladonées, cataplasmes.

Le 15. Quelques frissons, la fièvre et la douleur augmentent; un peu de ténesme depuis la veille; endolorissement de tout le ventre; vomissements; quelques selles glaireuses et sanguinolentes. Lavements émollients, riz gommé.

Le 16. Les coliques persistent, selles dysentériques plus nombreuses, tumeur plus considérable, léger empâtement.

Le 19, légère saillie de la tumeur vers son centre; sensation d'une fluctuation profonde et obscure; les symptômes dysentériques diminuent.

Le 20. Saillie plus prononcée, fluctuation manifeste. *Une ponction est faite sur le milieu d'une ligne qui joindrait l'épine iliaque antérieure et supérieure à la ligne blanche.* Le pus coule à flots; il est homogène, mais un peu fétide. L'exploration avec la sonde cannelée fait reconnaître deux cavités qui communiquent entre elles, l'une sous-cutanée, l'autre sous-musculaire; elle semble se diriger du côté de la fosse iliaque.

Le 21, la fièvre et la douleur diminuent, les selles ne contiennent plus de sang; l'écoulement du pus est très-abondant.

Le 25. Plus de coliques; la suppuration diminue, le foyer se vide mal; injection détersive avec une décoction d'eau d'orge.

Le 12 septembre. La cicatrisation est complète, L'enfant se lève depuis plusieurs jours, mais il reprend ses jeux trop vite, se fatigue, et bientôt il est obligé de se remettre au lit.

Le 19. *La tumeur s'est reformée.* Douleur, fièvre empâtement, fluctuation. *Une nouvelle incision est pratiquée au même endroit que la première,* le pus semble aussi abondant que la première fois. On reprend le même traitement la suppuration diminue tous les jours.

Le 30 octobre, la cicatrisation est complète. L'enfant se rétablit assez promptement, l'engorgement se dissipe peu à peu et au bout de deux mois il ne laisse plus de traces.

2° Dans le cas de péritonite, après les débuts que nous avons signalés, l'inflammation se circonscrit quelquefois dans un point limité de la cavité péritonéale, et il en résulte une tumeur qui pourrait être confondue avec l'induration phlegmoneuse dans le phlegmon des parois abdominales; mais dans le cas de péritonite circonscrite, la tumeur n'occupe pas l'épaisseur des parois abdominales, elle ne fait pas corps avec elles, de telle sorte que ces parois glissent au-devant de la résistance morbide; mais, pour arriver à saisir ces différences, il faut observer attentivement jour par jour les malades, étudier minutieusement tous les caractères de la tumeur.

3° Je suppose à présent que la péritonite ait passé à la suppuration, et qu'il se soit fait dans la cavité péritonéale un épanchement purulent; comment le distinguer d'une collection purulente consécutive à un phlegmon sous-péritonéal.

Dans les deux cas, on trouve de la fluctuation, mais dans le phlegmon, la tumeur fluctuante est généralement unilatérale ou plus marquée dans un point que dans un autre des parois abdominales; la matité et la fluctuation ne varient pas dans les diverses positions données au petit malade, et enfin la tumeur fluctuante est entourée de l'induration périphérique constamment observée autour des abcès phlegmoneux.

Dans la péritonite au contraire, cette induration périphérique n'existe pas, le liquide est répandu également dans toute l'étendue de l'abdomen, si bien que dans quelques cas, on a pensé avoir affaire à une ascite, enfin en mettant le malade sur un côté, on peut faire affluer le liquide de ce côté afin d'y constater plus facilement la matité et la fluctuation; j'ai rappelé plus haut que Duparcque s'était servi de ce moyen pour diagnostiquer des épanchements péritonéaux peu abondants.

Si l'induration périphérique n'existe pas dans la péritonite généralisée suppurée, elle peut exister dans le cas ou une péritonite circonscrite passe à la suppuration, dans ce cas, le diagnostic avec un phlegmon sous-péritonéal me paraît extrêmement difficile, sinon impossible (obs. 12); on ne pourrait guère y arriver qu'avec une connaissance exacte des symptômes qui ont signalé le début de la maladie.

4° Dans un assez grand nombre de cas, on voit les collections purulentes de l'abdomen (abcès des parois abdominales, abcès sous-péritonéaux, péritonite suppurée), s'évacuer au dehors à travers une perforation des parois abdominales.

Après avoir étudié attentivement cette perforation spontanée des parois abdominales, je suis arrivé à cette conviction que le lieu de cette perforation diffère suivant qu'on a affaire à une péritonite ou à un phlegmon.

C'est donc cette différence que je vais chercher à établir; une fois démontré, ce fait servira à faire le diagnostic entre ces deux affections, même après l'élimination du pus.

Voyons donc d'abord quelle est la région de l'abdomen où s'ouvrent de préférence les abcès extra-péritonéaux.

Vaussy (Th. de Paris, 1875) fait remarquer que les abcès extra-péritonéaux viennent s'ouvrir presque toujours au voisinage de l'ombilic, et particulièrement au-dessous (p. 48).

C'est, en effet, ce qui arrive généralement pour les abcès extra-péritonéaux chez les adultes ; j'ai à cet effet rassemblé un certain nombre d'observations, dont je donne un court résumé, en insistant seulement sur la partie de ces observations qui a trait à l'ouverture de l'abcès.

Je cite d'abord une observation provenant du service de M. Siredey, à l'hôpital Lariboisière, et citée par Vaussy dans sa thèse.

Obs. XXVIII (Résumé). — Phlegmon sous-péritonéal de la paroi antérieure de l'abdomen. Suppuration. Incision parallèle au ligament de Fallope. Ouverture spontanée au-dessous de l'ombilic.

Il s'agit dans cette observation d'nne jeune fille de 16 ans, bien portante auparavant, et qui, n'ayant eu ni accouchement, ni troubles menstruels, fut prise, sept mois avant son entrée à l'hôpital, de vomissements bilieux et de diarrhée sans douleur de ventre; trois mois après, les mêmes accideuts réapparurent, mais avec des douleurs très-vives ayant pour siége la région hypogastrique, en même temps la malade s'apercevait de l'existence d'une tumeur très-douloureuse à la pression, occupant la fosse iliaque droite et un peu la région hypogastrique. Après deux mois, pendant lesquels la tumeur augmenta en même temps que les douleurs devenaient lancinantes et que l'appétit se perdait, la tumeur parut fluctuante; deux incisions sont pratiquées à 1 centimètre l'une de l'autre, parallèlement au ligament de Fallope.

Quelques jours après, une petite plaque rouge apparaissait au-dessous de l'ombilic, une tumeur du volume d'une cerise se formait au niveau de cette plaque rouge; le lendemain elle s'ouvrait spontanément et donnait passage à une certaine quantité de pus.

Dans le cours de cette année, M. Siredey a eu occasion d'observer dans ses salles un cas analogue au précédent; je dois à l'obligeance de mon excellent collègue et ami Anger l'observation de ce fait, en voici le résumé :

Obs. XXIX (Résumé). Phlegmon du ligament large gauche. Phlegmon du ligament large droit. Phlegmon sous-péritonéal. Issue du pus par le rectum. Issue du pus au-dessus de l'ombilic. Guérison.

Noël (Maria), 22 ans, a eu deux enfants, un en mars, l'autre en décembre 1875.

Sortie le 8 décembre de la salle d'accouchement de l'hôpital Lariboisière, elle se remet trop tôt au travail et ne tarde pas à être prise d'accidents pour lesquels elle rentre dans les salles de M. Siredey, le 20 décembre.

A son entrée, on constate l'existence d'un phlegmon du ligament large gauche.

Le 5 février, on constate l'existence d'un phlegmon du ligament large droit.

Vers le 20 février, on commence à sentir, à droite, un empâtement de la région abdominale antérieure, commençant à trois tiers de doigt au-dessus de l'épine iliaque et s'étendant jusqu'à l'ombilic.

La malade avait rendu du pus par le rectum le 12 février, elle n'en rendait plus le 1er mars. La tumeur abdominale persiste à ce moment, elle s'étend du côté de la ligne médiane, paraît suivre la direction de l'ouraque et se dirige manifestement vers l'ombilic. Douleur vive à la pression surtout auprès de l'ombilic.

Le 6. Légère rougeur auprès l'ombilic. Douleurs spontanées.

Le 11. La fluctuation manifeste qu'on trouve autour de l'ombilic, détermine M. Siredy à donner issue au pus. Une ponction faite à 1 centimètre au-dessous de l'ombilic permet de retirer en assez grande abondance un pus bien lié, crémeux.

L'ombilic n'était pas et n'avait jamais été distendu de manière à rappeler la forme d'une hernie ombilicale.

Après ces observations de phlegmons sous-péritonéaux observés chez des femmes et consécutifs chez l'une, au moins, à un phlegmon du ligament large, je veux citer une observation recueillie sur un homme et dans laquelle il est parfaitement indiqué qu'il n'y eut aucune distension de la cicatrice ombilicale, et que le point culminant de la tumeur, celui où l'abcès tendait à s'ouvrir, était situé à deux travers de doigt de l'ombilic, c'est là qu'une incision fut pratiquée et donna issue à un mélange de pus et de gaz fétides.

Obs. XXX. — Phlegmon des parois abdominales. Abcès englobant l'ombilic, qui n'est ni saillant ni déprimé. Incision au point culminant, à deux travers de doigt au-dessus de l'ombilic. Issue de gaz fétides et d'un demi-litre de pus mal lié et infect. Injections phéniques dans la poche. Guérison avec persistance d'un noyau induré. (*Gaz. des hôpitaux* 1872, p. 577. Dr Aron.) Résumé.

Messaruel Ben-Amar, âgé de 25 ans, de bonne constitution, entre à l'hôpital le 28 août 1872.

Un mois auparavant il avait ressenti pour la première fois une douleur assez vive dans le voisinage de l'ombilic ; en même temps une induration légère apparaissait sous forme de bouton, la tuméfaction augmenta rapidement et s'accompagna dans les jours derniers avant son entrée, de fièvre, d'une difficulté très-grande dans les mouvements d'extension et de flexion du thorax sur le ventre. Aucun souvenir du reste, ni de contusion, ni d'une affection antérieure quelconque du tube digestif. « A son arrivée à l'hôpital, il présente une tumeur arrondie, saillante, mesurant à peu près 12 centimètres de diamètre, dans tous les sens proéminant à la partie antérieure de l'abdomen au dessus de la région hypogastrique et englobant dans sa circonférence l'ombilic qui occupe la réunion du tiers supérieur avec les deux tiers inférieurs de la hauteur et qui n'est d'ailleurs ni saillant, ni déprimé. Les élancements douloureux varient dans toute la paroi abdominale, dont chaque mouvement devient la source de nouvelles souffrances et oblige le malade à une attitude spéciale courbée en avant. Comme état général, langue saburrale, constipation et fièvre, difficulté de la miction, nausées et vomissements peu abondants.

L'indication de donner issue au liquide étant évidente et le diagnostic d'abcès des parois abdominales posé, une incision transversale de trois centimètres de longueur est pratiquée au point culminant de la tumeur, à deux travers de doigt au-dessous de l'ombilic. »

Il s'échappe par l'incision une quantité de gaz horiblement fétides, et il s'écoule un demi litre d'un liquide brunâtre, mal lié, presque séreux, d'une fétidité extrême.

Après l'évacuation du pus, on sent par la palpation, autour de l'incision, un rébord circulaire dur et mal limité représentant les limites de la tumeur.

Un tube à drainage est mis à demeure dans la poche de l'abcès, des injections phéniquées sont passées chaque jour dans cette poche.

Peu à peu le pus perd son odeur fétide et devient épais et crémeux

Vers le 2 octobre, les injections phéniquées sont remplacées par des injections iodées.

Le malade sort de l'hôpital le 15 octobre, la cicatrisation complète de la poche et de l'ouverture est obtenue et il ne reste plus qu'un léger noyau d'induration gros comme une noix et qui se résorbera insensiblement.

Chez les adultes, il est donc parfaitement établi que le pus des abcès sous-péritonéaux donne en dehors de l'ombilic.

Il en est de même chez les enfants, et les deux observations que je cite plus haut montrent que, dans le cas d'abcès sous-péritonéal, la cicatrice ombilicale n'est pas distendue par le pus et que la perforation des parois abdominales a lieu en dehors de l'ombilic.

Dans le cas de péritonite suppurée, le pus suit une toute autre marche quand il perfore les parois abdominales pour s'évacuer au dehors.

Dans le chapitre que j'ai consacré à la terminaison de la péritonite idiopathique par suppuration, j'ai démontré deux choses :

1° Le pus des péritonites suppurées sort de l'abdomen par l'ombilic.

2° L'ombilic, avant de laisser passage au pus des péritonites suppurées, est distendu par le pus en forme de hernie ombilicale ; cela est tellement vrai que dans deux observations ou prit la tumeur ombilicale purulente pour une hernie (obs. 16 et 17) ; dans la première on appliqua même une pelote sur la hernie.

La tumeur ombilicale qui communique avec le péritoine est généralement petite, proéminente, acuminée; elle ne forme point cette espèce de plastron superficiel, qu'on saisit et qu'on apprécie souvent avec facilité dans le phlegmon des parois abdominales. Elle est molle, fluctuante dans sa totalité, réductible dans le péritoine.

Le phlegmon, au contraire, est plus résistant, surtout vers ses limites ; ce n'est que dans des cas exceptionnels, lorsque l'abcès s'est ouvert dans le péritoine, par exemple, ou lorsqu'il est biloculé, que la fluctuation y donne la sensation d'un liquide qui rentre dans une cavité plus grande.

Je suis par conséquent autorisé à dire que, après l'élimination du pus d'une collection purulente abdominale, on pourra faire encore le diagnostic de l'origine de ce pus, de l'affection qui lui à donné naissance.

Ce pus proviendra d'un phlegmon sous-péritonéal, si la perforation des parois abdominales s'est faite en dehors de l'ombilic et sans distension préalable de cette cicatrice.

Le pus s'est-il évacué au contraire par l'ombilic, qui avait pris depuis quelque temps la forme d'une hernie, on est autorisé à dire que ce pus provient d'une péritonite suppurée.

D'autres données peuvent encore servir à établir l'origine du pus qui s'écoule à travers les parois abdominales perforées spontanément.

L'abondance du pus a été donnée comme un moyen de diagnostic ; on a dit qu'une quantité considérable de pus (2, 3 litres) était plus favorable à l'idée d'une péritonite ; cela n'est pas absolument prouvé.

Un meilleur élément de diagnostic respectif était l'examen des parois abdominales; ces parois sont-elles souples partout, on aura plus de raison de penser que le pus évacué provenait d'une péritonite suppurée ; au contraire, reste-t-il une induration disposée en forme de cercle, après l'évacuation du pus, on pensera avec plus de raison à un abcès sous-péritonéal.

Pour résumer ce diagnostic, on peut dire que la péritonite suppurée se distinguera du phlegmon suppuré des parois abdominales ou sous-péritonéal, par l'absence d'une tumeur phlegmoneuse dans l'épaisseur des parois abdominales, par l'existence des signes caractéristiques de la péritonite (vomissements, ballonnement du ventre, caractères (du pouls, facies), et enfin parce que la péritonite suppurée, quand elle doit se terminer par évacuation du pus, perfore les parois abdominales au niveau de la cicatrice ombilicale.

Après évacuation du pus, on ne rencontre pas, dans le cas de péritonite suppurée, l'induration phlegmoneuse qui persiste encore quelques temps après l'évacuation du pus des abcès des parois abdominales.

Enfin le phlegmon sous-péritonéal paraît beaucoup plus rare chez les enfants que la péritonite idiopathique.

On pourrait objecter qu'après la perforation de la cicatrice ombilicale, il devrait se produire souvent et facilement des hernies intestinales ; ce fait s'est présenté pour le malade de l'observation XXI, chez qui l'on fut obligé d'appliquer un bandage herniaire ombilical; si cette hernie ne se pouvait pas dans la majorité des cas de péritonites suppurées, et ouverte à l'ombilic, c'est probablement qu'il s'est fait entre les circonvolutions intestinales des adhérences qui ont empêché l'engagement d'une de ces anses à travers l'orifice de perforation du péritoine.

PRONOSTIC.

Dans leur Traité des Maladies des enfants, Rilliet et Barthez disent que « la péritonite générale, quelle que soit sa cause, se termine le plus souvent par la mort » ; ils rappellent pourtant le cas de guérison observée par l'un d'entr'eux à Genève, et les deux cas qui se terminèrent par la guérison, sous les yeux de Duparcque.

La gravité du pronostic porté par ces auteurs, dans le cas de péritonite générale, tient sans doute à ce que la majorité des cas de péritonite générale qu'ils ont observés était des cas de péritonite traumatique ou consécutive à une perforation, ou à la propagation de l'inflammation d'un viscère abdominal.

D'après les faits dont je rapporte les observations, il me semble que le pronostic n'est à beaucoup près aussi grave dans la péritonite idiopathique généralisée que dans la péritonite symptomatique ; en effet sur 25 cas de péritonite idiopathique, je trouve signalés 13 cas de guérison et 12 cas de mort ; sur ces 13 guérisons, 4 ont été obtenues par la résolution de la péritonite, 8 ont été observées après suppuration et évacuation du pus par l'ombilic.

Je me crois donc en droit d'émettre cette proposition, que : on pourra porter un pronostic favorable quand on verra, chez un enfant, une péritonite idiopathique se terminer par évacuation d'une certaine quantité de pus par la cicatrice ombilicale.

De ce que le plus grand nombre des guérisons obtenues appartient à la péritonite suppurée, il ne faudrait pas conclure que, chez les enfants, cette maladie est bénigne; ce qu'on peut dire avec quelque raison, c'est que chez les enfants, la péritonite suppurée est moins grave que chez l'adulte, parce que chez eux la perforation des parois abdominales et l'évacuation du pus paraissent plus faciles que chez l'adulte.

D'autres causes paraissent contribuer encore à atténuer la gravité réelle de la péritonite suppurée; c'est que la péritonite idiopathique atteint généralement des enfants de bonne constitution, les surprend en pleine santé et alors qu'ils peuvent opposer une résistance plus grande à la mort, que quand ils sont atteints de péritonite secondaire. Dans ce cas, en effet, la maladie primitive, au milieu de laquelle éclate la péritonite, a souvent déjà épuisé complètement les forces et l'énergie vitale de l'enfant.

TRAITEMENT.

La péritonite aiguë idiopathique est soumise aux mêmes indications thérapeutiques que toutes les phlegmasies et notamment celles des membranes séreuses (pleurésie, méningite).

Dans les premiers jours on retirera les plus grands avantages de l'emploi des émissions sanguines.

MM. Rillet et Barthez préfèrent les émissions sanguines locales et recommandent l'application sur l'abdomen de 4 à 15 sangsues suivant l'âge. Duparcque qui a observé surtout des péritonites idiopathiques recommande les émissions sanguines générales pratiquées largement et répétées pour ainsi dire coup sur coup au début de la maladie.

Il ne faut pas trop s'effrayer de la débilitation dans laquelle cette médication jette les jeunes enfants, mais il ne faut pas non plus la pousser trop loin. Si du cinquième au sixième jour les symptômes locaux persistent au même degré ou continuent leurs marche progressive, on doit recourir à la médication mercurielle. C'est alors que se place l'administration du calomel à dose fractionnée qui remplit une double indication comme laxatif et comme résolutif; on emploira aussi avec avantage des frictions avec la pommade mercurielle et l'extrait de Belladone ; on suspendra la médication mercurielle dès qu'un commencement de salivation annoncera la saturation de l'économie.

Duparcque fait les plus grands éloges de la médication mercurielle dans les inflammations des membranes séreuses et particulièrement dans la péritonite.

L'action anti-phlogistique des émissions sanguines et des mercuriaux constitue le fond du traitement de la péritonite idiopathique. Comme moyens adjurants le médecin devra ordonner des boissons légèrement acides, une diète absolue, des lavements et des cataplasmes émollients.

Dans quelques cas la sensibilité du ventre est telle que les enfants ne peuvent pas supporter le poids d'un cataplasme, on le remplacera par des fomentations émollientes.

Quand la fièvre et la température seront tombées sous l'influence du traitement anti-phlogistique, la persistance des accidents locaux autorisera à appliquer un vésicatoire. Enfin, si dans les dernières périodes de la maladie le météorisme devenait le symptôme prédominant, l'application de la glace sur l'abdomen trouverait son emploi.

Si, à la suite d'une péritonite avec épanchement dans l'abdomen, on constatait l'existence d'une hernie purulente à l'ombilic (tumeur molle, fluctuante, mate à la percussion et réductible sans gargouillement), il ne faudrait pas hésiter à évacuer la collection péritonéale par une aspiration faite au niveau de cette tumeur ombilicale à l'aide de l'appareil de M. le professeur Potain.

On pourrait par cette opération avancer la date de l'évacuation du pus et mettre par conséquent l'enfant dans de meilleures conditions pour la guérison définitive.

Quand on aura établi nettement que la tumeur ombilicale est une tumeur liquide et purulente, une hernie purulente consécutive à une péritonite purulente, on devra faire la ponction de cette tumeur avec un bistouri pour donner issue au pus épanché dans la cavité péritonéale : pour faciliter l'écoulement du pus on pourrait même introduire un tube à drainage, dans lequel on pourra faire des injections émollientes ou détersives ; c'est la conduite qu'un médecin danois suivit avec succès dans le cas suivant. « Aarestrup a, chez une jeune fille de 12 ans, qui souffrait d'une péritonite généralisée, fait une ponction au milieu de la région proéminente (l'auteur ne dit pas si c'était l'ombilic qui proéminait), et introduit un tube à drainage, par lequel il s'écoula une grande quantité de pus ; après cette opération la distension du bas-ventre diminua de plus en plus en même temps que l'état général améliorait, de telle sorte que la jeune fille put quitter l'hôpital après trois mois de séjour ; elle paraissait complètement guérie. » (Canstatt's Iahresbericht, 1871, t. II, p. 12).

La conduite tenue par Aarestrup est beaucoup plus sage que celle suivie par Albers dans une des observations rapportées dans son mémoire sur la péritonite circonscrite des jeunes gens (Deutsche klinik 1862, p. 289).

« Dans ce cas la mort survint alors que la collection purulente était arrivée jusque sous l'épiderme. Eût-on reconnu la nature de cette tumeur, évacué son contenu, on aurait certainement ainsi arrêté la fièvre hectique de suppuration et mis le malade dans des conditions de guérison. »

Ces réflexions faites par Albers, à propos du cas malheureux dont il cite l'observation, nous indiquent la marche à suivre dans le cas de distension de l'ombilic à la suite d'une maladie ayant présenté les symptômes et la marche d'une péritonite. Il faudra :

1° Reconnaître la nature de la tumeur par tous les moyens indiqués à l'article diagnostic, et en dernier lieu par la ponction.

2° D'abord exploratrice, la ponction deviendra évacuatrice dans le cas où on retirerait du pus de la tumeur ombilicale ; on aura mis ainsi l'enfant dans les meilleures conditions de guérison.

Agir ainsi sera sagement agir ; car on ne gagnerait rien à attendre la perforation spontanée des parois abdominales : en l'attendant, on s'exposerait à voir l'enfant épuiser ses forces et mourir avant cette perforation spontanée, comme cela arriva dans l'observation d'Albers.

CONCLUSIONS.

1° Il existe chez les enfants une variété de péritonite qu'on peut appeler péritonite aiguë essentielle ou idiopathique. Le plus souvent généralisée, cette péritonite est, dans quelques cas assez rares, circonscrite à une partie plus ou moins étendue de la séreuse péritonéale.

2° Cette péritonite frappe le plus souvent, mais non pas exclusivement les petites filles ; Duparcque avait donné à tort à cette maladie le nom de péritonite essentielle des jeunes filles.

3° Cette maladie atteint surtout les enfants de 5 à douze ans ; le refroidissement, les mouvements immodérés paraissent être les causes les plus communes de cette maladie.

4° La péritonite idiopathique peut se terminer par suppuration, et même dans ce cas tout espoir de guérison n'est pas perdu.

5° La péritonite idiopathique suppurée peut se guérir spontanément par une évacuation de la collection purulente intra-péritonéale à travers la cicatrice ombilicale préalablement distendue en forme de hernie ombilicale.

6° Le phlegmon sous-péritonéal ou des parois abdominales est l'affection avec laquelle on pourrait le plus facilement confondre la péritonite idiopathique des enfants. J'ai donné un certain nombre de signes qui suffiront, je crois, dans la plupart des cas pour établir le diagnostic de ces deux affections.

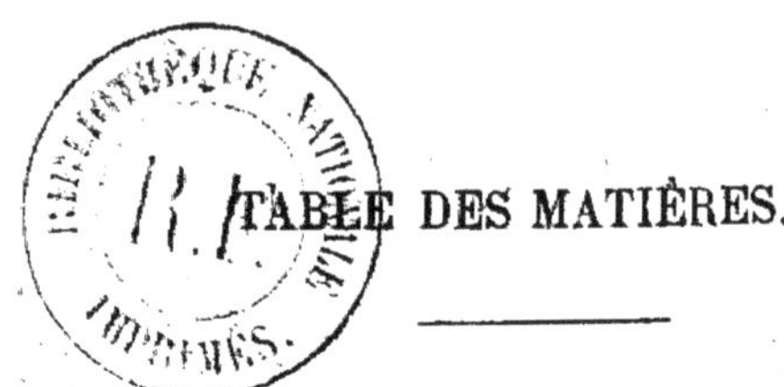

TABLE DES MATIÈRES.

A. PARENT, imprimeur de la Faculté de Médecine, rue M.-le-Prince

Paris —Typ. A. Parent, imprimeur de la Faculté de Médecine, r. M.-le-Prince, 29-31

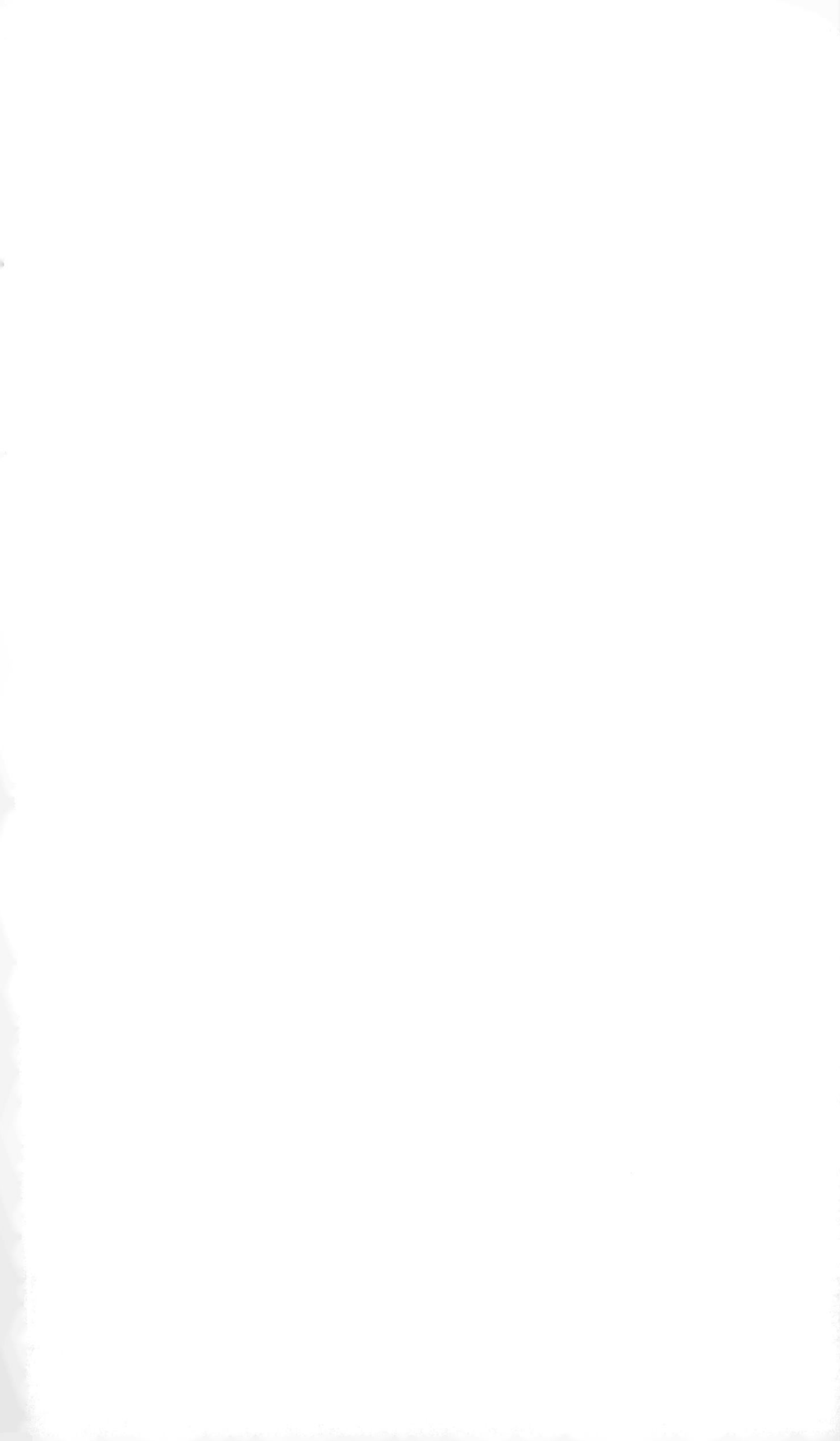

www.ingramcontent.com/pod-product-compliance
Ingram Content Group UK Ltd.
Pitfield, Milton Keynes, MK11 3LW, UK
UKHW020251220726
13923UKWH00002B/895